標準
多数傷病者対応
MCLSテキスト

監 修　一般社団法人 日本災害医学会

編 集　東京医科歯科大学大学院
　　　　救急災害医学 教授　大友 康裕

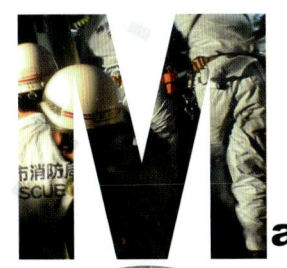

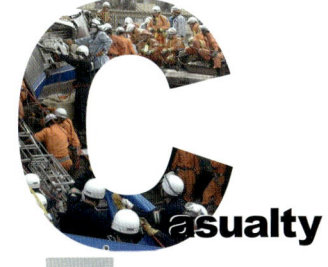

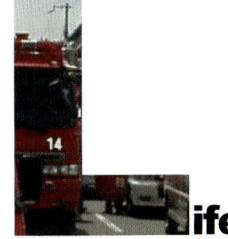

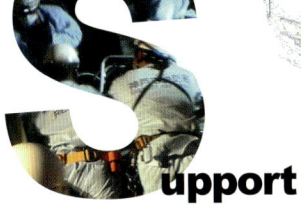

Mass
Casualty
Life
Support

ぱーそん書房

執筆者一覧

■**監　修**
一般社団法人日本災害医学会

■**編　集**
大友　康裕（国立病院機構災害医療センター　病院長）

■**執筆者**（執筆順）
大友　康裕（国立病院機構災害医療センター　病院長）
本間　正人（鳥取大学医学部救急・災害医学　教授、同高度救命救急センター長）
張替喜世一（国士舘大学体育学部スポーツ医科学科　教授）
森野　一真（山形県健康福祉部　医療統括監）
久保山一敏（京都橘大学健康科学部救急救命学科　教授）
阿南　英明（神奈川県立病院機構　理事長）
廣瀬　保夫（新潟市民病院　救命救急・循環器病・脳卒中センター　センター長）
小井土雄一（国立病院機構本部　DMAT 事務局長、国際医療福祉大学大学院災害医療分野　教授）

● 増補にあたって ●

　日本災害医学会では、消防・警察職員を対象に、多数傷病者対応に関する医療対応の標準化トレーニングコースとしてMCLS（Mass Casualty Life Support）コースを開発し、2011年8月より正式コースを開催してきました。現在、本学会では年間200を超えるコースが開催され、学会が認定する資格者数もプロバイダー26,961名、インストラクター3,088名（2019年10月30日現在）に上っております。

　本コースの全国的な広がりに伴い、本テキストは2014年5月に上梓しましたが、5年が経過した今、多数傷病者対応における考え方に多少の変化が出てきたことを踏まえ、この度、内容を一部修正・追加し、増補版を刊行しました。本書はMCLSコース受講生のみならず、多数傷病者対応に興味をもつ方にも読んで頂くことを期待しています。

　令和元年12月吉日

日本災害医学会　代表理事
大友　康裕

● 監修の序 ●

　2011年3月に発生した東日本大震災では、職種を越えた連携の重要性が改めて再認識されました。また、現在は近い将来に発生するといわれている南海トラフ巨大地震や首都直下地震に対する危機意識も高まりつつあります。

　災害現場で1人でも多くの命を救うためには、消防・警察などの緊急対応機関と厚生労働省が主管するDMATなどの医療チームが有機的に連携して活動することが求められています。大災害などの多数傷病者発生時には「避けられた災害死」(Preventable Death)がゼロになるまで、回避の努力をしなければなりません。そのための知識や技術と活動の体制づくりが今後ますます重要になってくるだけに、救急救命士・救急隊員、災害現場を統括する指揮隊には現場医療について理解を深め、より広く、より深く学んで頂きたいと願っております。

　災害の現場では、救助が1分遅れると犠牲者が1人増えると言われています。多職種の連携を密にして災害死をゼロにすべく、平時の訓練を疎かにせず、最善を尽くして頂きたく思っております。

　平成26年5月吉日

日本集団災害医学会　代表理事

山本　保博

● 序 文 ●

　大規模事故災害など多数傷病者発生時には、災害現場で消防、警察およびDMATなどの医療チームが活動する。これらの各組織が緊急参集し、円滑に連携する必要がある。災害現場医療活動に関する標準的研修として、DMATに対する隊員養成研修会が厚生労働省や東京都・大阪府などから提供されている。一方、消防職員や警察職員は、職務としての災害現場活動は訓練を受けているものの、彼らを対象とした災害現場医療に関する研修は存在しない。災害現場では、消防・警察などの緊急対応機関とDMATが有機的に連携して活動することが求められる。このため日本災害医学会は、消防・警察職員を対象として、多数傷病者対応に関する医療対応の標準化トレーニングコースとしてMCLS (Mass Casualty Life Support) コースを開発し、平成23年8月より正式コースを開催している。幸い全国の消防職員等から高い評価が得られ、急速に全国でコース開催が広まっている。平成26年3月時点で、コース修了者5,105名、インストラクター1,286名（うち世話人300名）に上っており、現在も毎月10回以上のコースが開催されている。

　コースの全国的な広まりに伴って、コースを開催している皆様から、MCLSの受講生のためのテキストが是非とも必要との意見が多数寄せられるようになった。これを受けて日本災害医学会MCLS運営委員会委員を中心として本書を執筆・編集した。詳細な記述を一切省略し、多数傷病者現場医療対応の要点が伝わることに重きを置いて編集している。本書はMCLS受講生のみならず、広く多数傷病者対応に興味をもつ方にも読んで頂くことを期待し、ここに上梓するものである。

　平成26年5月吉日

大友　康裕

目次

1 多数傷病者事故における災害現場医療対応の原則 ——（大友康裕） 1

1．多数傷病者事故とは ……………………………………………………………… 1
2．通常の救急対応と災害対応の違い ……………………………………………… 1
3．災害に対する体系的な対応 ……………………………………………………… 2
　　1）C(Command & Control)：指揮命令/連絡調整　2
　　2）S(Safety)：安全確保　4
　　3）C(Communication)：情報伝達　5
　　4）A(Assessment)：評価　5
　　5）災害現場の医療　6

2 最先着隊の活動 ——（本間正人） 9

1．災害モードへの切り替え【スイッチを入れる】 ………………………………… 9
　　■ダイヤモンドの5分　9
2．指揮命令/連絡調整【C】 ………………………………………………………… 10
3．安全確保【S】 …………………………………………………………………… 10
　　1）自分(Self)の安全　10
　　2）現場(Scene)の安全　10
　　3）傷病者(Survivor)の安全　10
4．情報収集・伝達【C】 …………………………………………………………… 11
5．評価【A】 ………………………………………………………………………… 11
　　1）報告【A】　11
　　2）応援要請【A】　12
　　3）場所とり【A】　13

3 災害現場管理 ——（張替喜世一） 15

1．警防本部（指令センター）における活動体制 ………………………………… 15
　　1）災害発生時への適応（切り替え）基準　15
　　2）警防本部の任務　16
　　3）部隊運用　17
2．現場指揮本部における活動 …………………………………………………… 17
　　1）設置　17
　　2）編成　17
　　3）任務　18
3．区域設定 ………………………………………………………………………… 20
　　1）現場活動に必要な区域（「警戒区域」「消防活動区域・危険区域」）の設定　20
　　2）災害現場における傷病者の動線の確立　21

4．傷病者救護部門の管理 ……………………………………………………………… 23
　　1）傷病者集積場所（一時救出場所）　23
　　2）トリアージポスト（搬入エリア）　24
　　3）現場救護所　24
　　4）軽症者の扱い　26
　　5）遺体安置所　27
　　6）救急車・搬送車両の運用　27
　　7）無傷被災者の管理　28

4 災害現場の医療（トリアージ） ─────────────── （森野一真）30

1．トリアージ区分 ………………………………………………………………………… 30
2．トリアージの方法 ……………………………………………………………………… 30
　　1）START法　31
　　2）PAT法　32
3．トリアージタグ ………………………………………………………………………… 33
4．トリアージの法的倫理的問題 ………………………………………………………… 34
　　■トリアージ「黒」について　35
　　■小児のトリアージ　36

5 災害現場の医療（トリアージタグの記載） ──────────（久保山一敏）37

1．トリアージチーム ……………………………………………………………………… 37
2．タグ記載上の注意事項 ………………………………………………………………… 37
3．タグの記載内容の変更 ………………………………………………………………… 38
　　1）訂正・追記　38
　　2）重症化　39
　　3）軽症化　39
4．具体的な記載手順 ……………………………………………………………………… 41
　　1）事前記載（現場到着前）　41
　　2）傷病者集積場所での記載　42
　　3）現場救護所搬入時や医療処置がなされた場合の追加記載　43
　　4）現場救護所搬出時の記載　45

6 災害現場の医療（治療） ───────────────── （阿南英明）47

1．現場治療＝安定化治療（処置） ………………………………………………………… 47
　　1）なぜ現場治療が必要なのか？　47
　　2）病院での医療と災害現場での医療の違い　47
　　3）対応手順　49
2．パッケージング：救護所から病院へ迅速に搬送できる準備 ……………………… 54
　　1）パッケージングの意義　54
　　2）パッケージングの進め方　54
　　3）患者移動手段　55

3．その他の注意事項･･･56
　　　　1）持続的モニタリングが困難なので、繰り返し患者の様子を観察　56
　　　　2）先読みして物品の確保　56
　　　　3）現場処置内容の記録　56
　　　　4）優先すべきは最大多数への治療　56
　　4．まとめ･･57

7 災害現場の医療（搬送） ────────────── （阿南英明）58

　　1．搬送トリアージ･･58
　　2．搬送順位を決定するさまざまな因子･･58
　　　　1）患者の病態　58
　　　　2）搬送先選定　59
　　　　3）分散搬送/集中搬送　59
　　　　4）時間ごとの変化を考慮　60
　　　　5）搬送手段（車両、ヘリ）・道路事情　60
　　　　6）機材消費の負担　60
　　3．情報管理･･60
　　4．まとめ･･61

8 応援要請 ──────────────────── （廣瀬保夫）62

　　1．消防本部の相互応援要請･･62
　　　　1）近隣消防本部、都道府県レベルでの応援協定　62
　　　　2）緊急消防援助隊　63
　　2．ドクターカー・ドクターヘリの出動要請･･64
　　　　1）ドクターカー　65
　　　　2）ドクターヘリ　66
　　3．DMAT派遣要請･･68
　　　　1）DMATとは　68
　　　　2）地域災害におけるDMAT活動　68
　　　　3）DMAT派遣要請　69
　　　　4）DMAT投入の原則　70

9 災害現場特殊治療 ──────────────── （小井土雄一）73

　　1．瓦礫の下の医療（CSM）･･73
　　　　1）Confined Spaceと活動の特異性　73
　　　　　■医療チーム投入の優先順位　73
　　　　2）安全確保　74
　　　　3）CSMでみられる病態　74
　　　　4）救助隊員が現場で行う活動　75
　　　　5）医療チームが行う医療処置　76
　　　　　■救急救命士の心肺機能停止前の重度傷病者に対する静脈路確保および輸液について　76

6）消防と医療の連携　77
　　　7）救助者のストレス　77
　　　8）まとめ　78
2．**圧挫症候群** ……………………………………………………………………… 78
　　　1）病態　78
　　　2）診断　79
　　　3）消防と医療の連携　80
　　　4）治療　80
　　　5）広域医療搬送　82
　　　6）まとめ　82
3．**現場四肢切断** ………………………………………………………………… 82
　　　1）切断の決断　83
　　　2）まとめ　83

chap. 1 多数傷病者事故における災害現場医療対応の原則 CSCATTT

1 多数傷病者事故とは

多数傷病者事故（Mass-Casualty Incident；MCI）とは、「地域の救急医療体制において、通常業務の範囲では対応できないような多数の重傷者を伴う事故災害」である。通常の救急対応能力を凌駕する数や重症度の負傷者が発生し、外部からの応援が必要な状況で局地災害や地域災害とも呼ばれる。本稿ではMCIを「地域災害」と呼ぶこととする。

災害に対する対応能力は地域により異なる。同じ規模の事故でも、地方では災害でも、対応能力が高い大都市では災害ではないことは当然あり得る。傷病者数が少なくても、特殊な事故、例えば小児外傷、熱傷、化学物質で汚染された傷病者などの場合は地域の対応能力を容易に凌駕するため災害となり得る。各消防機関では「死者・重症者〇〇名以上の事故を災害運用とする」と事前に決められているであろう。しかし対応能力は、発生する時間帯や季節、場所や原因、傷病者の性質により大きく変わるので、災害の判断は現場に到着した責任者により適宜判断されるべきである。

2 通常の救急対応と災害対応の違い（図1）

通常の救急対応と災害対応は根本的に異なる。救急対応の目的は、**1名の傷病者**に対して最大限の資源を投入して救命と後遺症軽減を達成することである。そのために、傷病者の重症度・緊急度や期待される予後にかかわらず最善の処置を行いつつ、迅速に最適な医療機関に確実に搬送する。可能な限り傷病者本人や家族の要望に添って医療機関の選定が行われる。

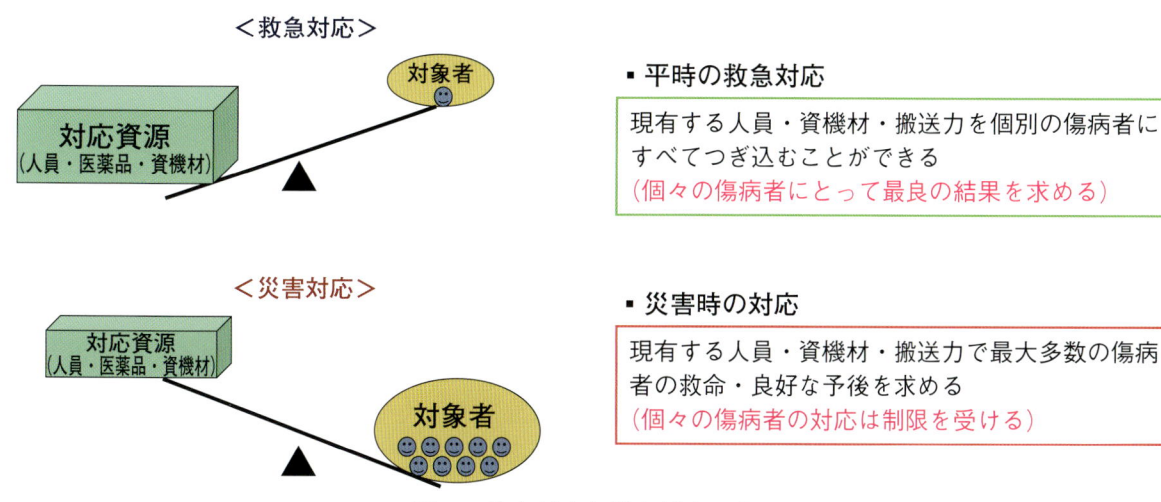

- 平時の救急対応

現有する人員・資機材・搬送力を個別の傷病者にすべてつぎ込むことができる
（個々の傷病者にとって最良の結果を求める）

- 災害時の対応

現有する人員・資機材・搬送力で最大多数の傷病者の救命・良好な予後を求める
（個々の傷病者の対応は制限を受ける）

図1 ■ 救急対応と災害対応の違い

一方、災害対応の目的は、**最大多数の傷病者**に対して救命と後遺症軽減を達成することである。対応能力が限られる状況なので、救命治療効果があると考えられる傷病者に処置、搬送、医療機関の選定などの資源が優先して投入される。救急対応では受けられるはずの診療が、災害対応では受けられないことが生じる。したがって、災害対応は救急対応と大きく異なるものであることを理解し、責任者による「災害の宣言」の後に実行されるべきである。

3 災害に対する体系的な対応

　MIMMS（Major Incident Medical Management and Support）によると、すべての災害初期対応は、CSCATTT で示される共通の考え方（基本コンセプト）で説明可能である。CSCA は管理項目、TTT は医療支援項目と呼ばれる。災害対応を行うためには、TTT を行う前に、CSCA を確立することが重要であることが強調されている。これまでに発生した災害事例を検討すると、先着隊の災害の認識の欠如により、組織的な災害対応が遅れたと推定される事例が明らかとなってきた。CSCATTT の運用の契機となる先着隊の災害の認識と宣言が重要であるとの考え方に基づき、「スイッチを入れて CSCATTT」を基本的なコンセプトとした。

　災害発生時、消防・警察・医療チームなどにより実施される現場対応は、すべて図2の現場対応の優先順位に従って行われる。

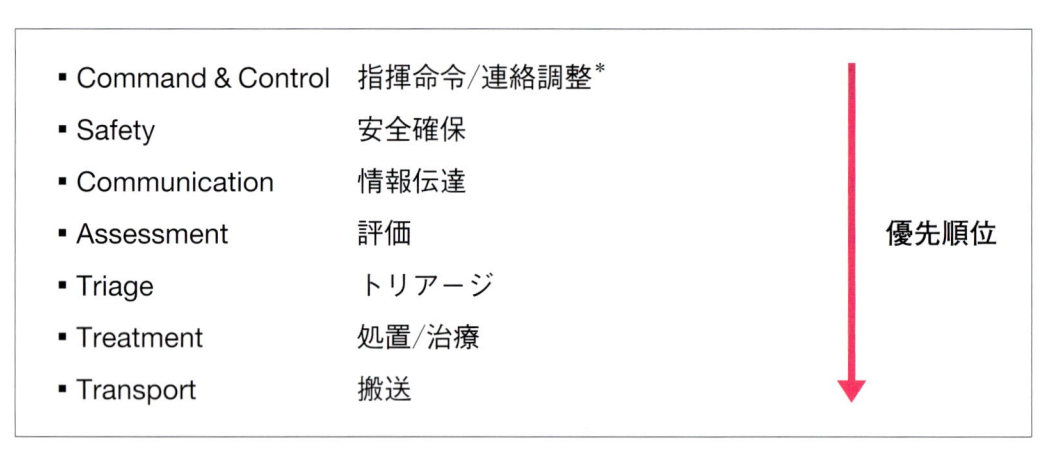

- Command & Control　　指揮命令/連絡調整*
- Safety　　　　　　　　安全確保
- Communication　　　　情報伝達
- Assessment　　　　　　評価
- Triage　　　　　　　　トリアージ
- Treatment　　　　　　処置/治療
- Transport　　　　　　搬送

優先順位

図2 ■ 集団災害時における現場対応の原則と優先順位
（*：Control の正しい邦訳は「統制」であるが、わが国の実情では「連絡調整」が適切と考える）

1 C（Command & Control）：指揮命令/連絡調整

a．適切な指揮命令系統の確立

　統制のとれた活動をするためには、指揮命令系統を確立しなければならない（図3）。指揮命令系統のもと、組織的かつ有機的な活動が行われなければ混乱をきたし有効な活動が実施できないばかりか、活動中の隊員たちを危険にさらすことにもなる。

　災害に対応する機関（組織）は、災害現場最前線（前線指揮所）・災害現場全体（現場指揮本部）・地

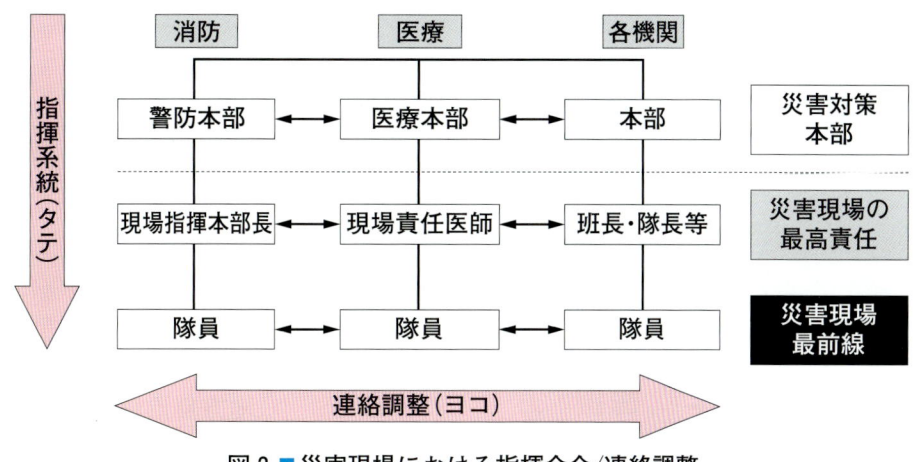

図3 ■災害現場における指揮命令/連絡調整

域全体(災害対策本部)の3つのレベルで指揮官を任命し、明確なタテの指揮命令系統(下命通達、報告上申系統)を確立すべきである。消防組織では、現場最前線レベルの指揮官は中・小隊長、災害現場全体を統括する指揮官は現場指揮本部長、災害対策本部での指揮官は警防本部長ということになる。

災害現場で活動する医療チームも、このような指揮命令系統を確立することが求められる。すなわち現場最前線レベルのリーダー医師(救出救助現場で救助隊と連携する医療チームや現場救護所で診療する医療チームのリーダー医師)、現場指揮本部に入る災害現場全体を統括する責任医師(メディカルコマンダーもしくは統括DMAT)を配置し、また災害対策本部にも統括医師(メディカルディレクターあるいはコーディネーター)を置くことが理想的である。指揮命令系統の確立していない医療チームが現場に出動しても、却って消防・警察の現場活動を混乱させる危険がある。

b．適切な連絡調整

消防、医療、警察、その他災害現場で活動する機関(組織)は、前述の3つのレベル(最前線、現場指揮本部、災害対策本部)のそれぞれにおいて、情報共有・役割分担などのヨコの連絡調整を、各組織の垣根を取り払って実施することが極めて重要である。英国では、各機関同士の連絡調整を、レベルごとに密接に実施することにより、有機的な災害現場活動が展開されている。図4に示すような各機関同士のヨコの連絡調整を適切に実施していく必要がある。

〈日本〉　　　　　　　　　　　　〈英国〉

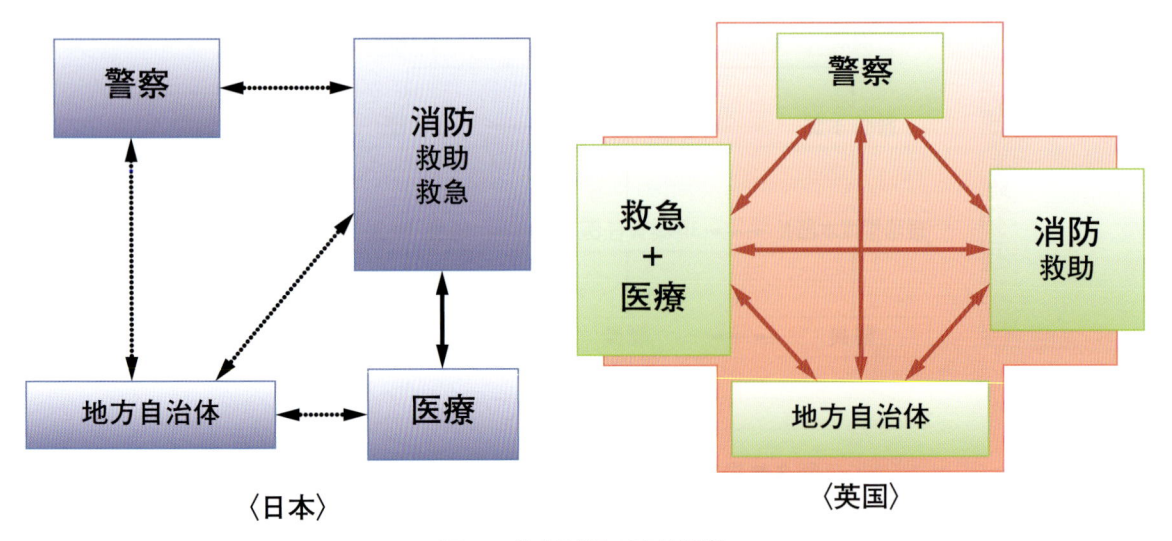

図4 ■ 災害現場の連絡調整
英国では、災害現場で活動する警察・消防・医療・自治体の現場における連携が緊密に行われている。一方、わが国では、これらの組織の連携が十分であるとは言えないのが現状である。今後の改善が望まれる。

❷ S（Safety）：安全確保

　指揮命令系統確立の次に優先順位が高いのは、安全確保であることは述べるまでもない。安全確保は、自分（Self）、現場（Scene）、傷病者（Survivor）と整理され、この順で優先すべきとされている。

a．自分（Self）

　自らの安全を守るために、個人防護具（Personal Protective Equipment；PPE）の着用が義務づけられている。自らの個人防護具が災害現場の危険度に見合うものであると判断されるまでは、災害現場に入ることは厳に慎むべきである。医師・看護師などの医療従事者は災害現場活動の経験が乏しく、ややもすると不適切な服装（長白衣、サンダル履きなど）で災害現場に出動し、不用意に危険区域に進入することもある。その結果、自ら負傷する危険があるばかりでなく、さらにはその救出に当たらなければならなくなった隊員をも危険にさらすこととなる。個人装備が不十分な隊員は、災害現場に入るべきではない。

b．現場（Scene）

　現場の危険（ハザード）は多種多様であり、例えば、列車事故の際に危険となり得るものとして、事故列車の転倒、ガラス片・砂利・サッシ、オイル、燃料、爆発、火災、他の走行中の列車、高圧電流、現場を行き交う緊急自動車、落下物、粉塵、騒音、群衆（乗客）、そして傷病者の血液なども二次災害の原因となる。現場の安全確保の方法として、ゾーニング（警戒区域・危険区域設定）を行う。

　「警戒区域」は、通常、災害現場全体を取り囲み、半径数百メートルの範囲とする。警戒区域の設定と管理は通常、警察の担当となる（但し消防警戒区域の場合は消防）。出入り口では、警察車両もしくは警察官による通行規制が行われる。この「警戒区域」の外縁は、火災・爆発・毒物の拡散等々のいかなる二次的被害からも十分に安全が確保された位置に設定する（図5）。

　災害現場最前線の活動範囲を「危険区域」と称し、原則として消防が管理する。現場活動者の安

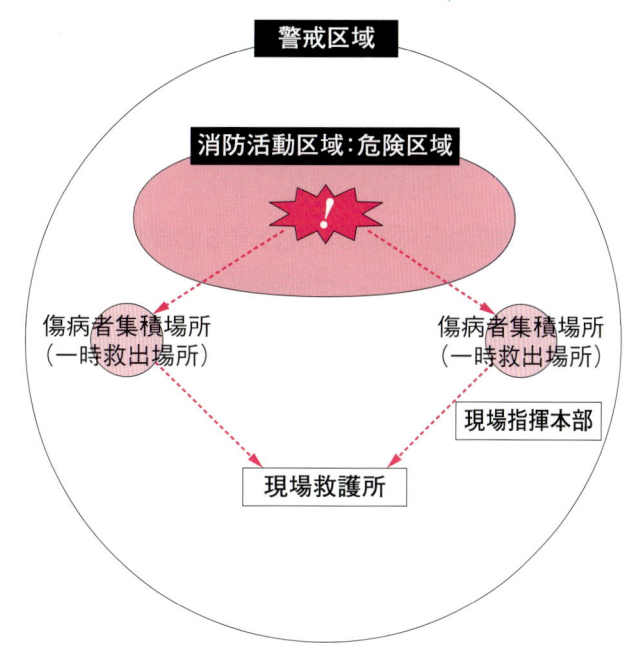

図5 ■ 災害現場の区域設定（ゾーニング）

全確保の面から、この区域への要員の出入りも厳重に管理される。救急隊、DMATは、十分な装備がない状況では、この区域には立ち入るべきでない。

c．傷病者(Survivor)

安全な場所に傷病者集積場所(一時救出場所)を設け、自ら移動可能な傷病者を危険な場所から安全な傷病者集積場所へ移動させる。

3 C(Communication)：情報伝達

災害対応に失敗する最も大きな要因は、情報伝達の不備である。情報伝達は災害現場での指揮命令に不可欠である。災害現場からの被害状況報告がなければ、現場対応に必要な体制確立は不可能である。また、各部署からの活動状況報告が適切に行われなければ、必要な部署に過不足なく要員を配置することもできない。緊急避難命令などは、隊員の生死にかかわるものである。このように情報伝達は、有効な現場活動および要員の安全確保のための最も重要な要素であると言える。

対応する諸機関(消防、警察、医療機関、地方自治体など)は、機関内における情報伝達手段を確立するとともに、各機関同士の情報伝達を密に行うことが不可欠である。英国のように、消防、警察、医療、自治体の連携が密に行われることが望ましいが、わが国の現状は、いまだ不十分である。今後、現場指揮本部および災害対策本部レベルでの諸機関の連携体制の確保が強く望まれる(図4参照)。

4 A(Assessment)：評価

災害現場では集めた情報の断片(information)を評価・分析して精度の高い情報(intelligence)

に高める必要がある。災害現場で共有すべき情報は「精度の高い情報(intelligence)」である。

例えば、災害現場から得た「赤傷病者 20 名います」という情報と「赤傷病者 30 名います」という情報をそのまま本部が各部署に流したとする。すると、情報を受け取った隊員は 20 人＋30 人の赤傷病者がいると考えるであろう。「赤傷病者 20 名います」「赤傷病者 30 名います」という情報は断片的な情報であり、さまざまな情報を再確認し統合する必要がある。もし「赤傷病者 25 名の見込み」という確かと思われる情報(intelligence)が再確認されたならば、この情報を災害現場で共有し、上部組織へ報告するべきである。これらの精度の高い情報(intelligence)から活動方針や戦略が立てられる。その戦略を行ううえで、人的・物的リソースは足りているのか、搬送手段は足りているのか、必要な資機材(資器材、以下：資機材で統一)は足りているのかなどの検討が行われ、各関係機関や部署に要請を行う必要がある。災害現場の全体像を把握し、現場指揮本部、救護所の位置などのレイアウト、動線、進入・搬出路を調整する(図6)(5頁図5、21頁図9参照)。

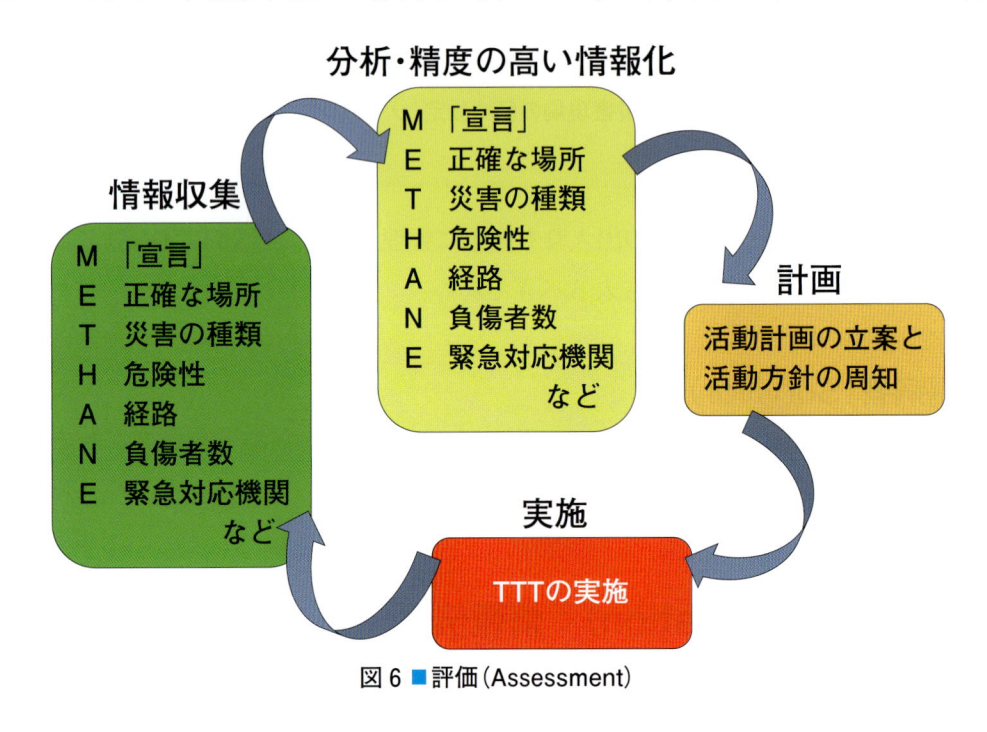

図6 ■評価(Assessment)

5　災害現場の医療

災害現場の医療は、トリアージ(Triage)、治療(Treatment)、搬送(Transport)であり、3 T とも呼ばれる。

T(Triage)：トリアージ

災害医療の最終的な目標は、「多数の傷病者に対して、最大多数に最良の医療を提供する」(The best for the greatest number of victims)ことであり、個々の患者にとっては必ずしも最良の医療が提供されない場合もあり得る。現有する有限な医療資源(人的、物的)を最大限に活用しても、すべての患者に対して最善の医療が施せない状況下において、最大多数に最良の結果をもたらすために、まずトリアージが実施されなければならない。

❶トリアージのポイント

トリアージは、次の3点に集約される。
1．救命不可能な傷病者に時間や医療資源を費やさないこと。
2．治療不要な軽症傷病者を除外すること。
3．緊急性の高い傷病者を選別し、搬送・治療の優先順位を決めること。

これらを達成するためには、可及的速やかにトリアージカテゴリーを決定し、そのカテゴリーを伝達する(トリアージタグを用いる)。搬送や処置においては、このカテゴリーを修正できる体制が必要となる。

❷トリアージを繰り返し行う

災害時には、傷病者の流れに従い、繰り返し「トリアージ」が行われる。つまり、災害が発生すると、時間経過とともに傷病者は、

> ①災害現場/傷病者集積場所 ➡ ②現場救護所搬入エリア ➡ ③現場救護所 ➡ ④病院 ➡ ⑤後方病院(あるいは支援医療機関など)

のように移動する。「トリアージ」は、これらの傷病者の動きとともに、それぞれの場所において**繰り返し**実施される必要がある。実施される場所によって、その目的が救出の優先順位の決定であったり、担架搬送の優先順位の決定であったり、治療開始の優先順位の決定であったり、救急車搬送順位の決定であったりと、それぞれ異なるものとなる。

個々の傷病者は、移動に伴って、また時間経過とともに、その状態が当初のトリアージでの判断結果とは異なった状態になっている可能性がある。このためトリアージは、それぞれの場所においてその都度判定を行い、修正を加えていく必要がある。

❸トリアージ手順

トリアージには、さまざまな基準(方法)がある。ここ数年、運用体制の整備が進められる中で、災害時のトリアージに関しても実施方法が整理・統一されてきた。現在わが国において標準的に用いられることが推奨されるトリアージ基準は、災害現場に近いところで実施される一次トリアージと、それ以降の現場救護所で実施される二次トリアージの二段階で行うトリアージシステムである(「4. 災害現場の医療(トリアージ)」30頁、「5. 災害現場の医療(トリアージタグの記載)」37頁参照)。

T(Treatment)：処置/治療

現場救護所では、トリアージカテゴリー別にそれぞれのテントに収容して、応急処置を行う。まず、緊急治療群(赤タグ)から必要な蘇生処置が行われる。

災害現場で行われる治療は、安定化のための治療(処置)である。決して根本治療を行うことではない。すなわち「最大多数の傷病者を、安全に医療機関へ運ぶために必要最低限の安定化処置」を実行することが災害現場で求められる治療の目的である。

現場救護所では搬送のための追加処置(パッケージング)が行われる。搬送のための追加処置と

しては、全身固定(脊椎損傷が疑われる場合のみ)、四肢骨折の副子固定(搬送中の損傷悪化や痛みの防止)や必要に応じて鎮痛薬投与なども実施する。また意識障害や重篤なショックなどで搬送中の容態変化が予測される場合、予防的に気管挿管を実施しておくことも搬送のための追加処置に含まれる。現場救護所での処置/治療の詳細については、「6. 災害現場の医療(治療)」(47頁)を参照されたい。

T(Transport)：搬送

現場救護所で処置/治療および搬送のためのパッケージングが終了した傷病者は、「搬送待機エリア」に移動される(現場救護所のスペースの都合で、明確なエリアが設定されないこともある)。ここで搬送順位が決定され、優先度の高い順に救急車によって医療機関へ搬送される。

現場救護所で傷病者を収容するために災害現場に出動した救急車は、現場救護所近くに設置された「救急車待機場所」へ集結する。その後、傷病者を「救急車搭乗ポイント」で収容し、医療機関へ搬送する。その際、救急車の進入路、搬出路は一方通行として、車両の通行が円滑となるよう配慮しなければならない(図7)。

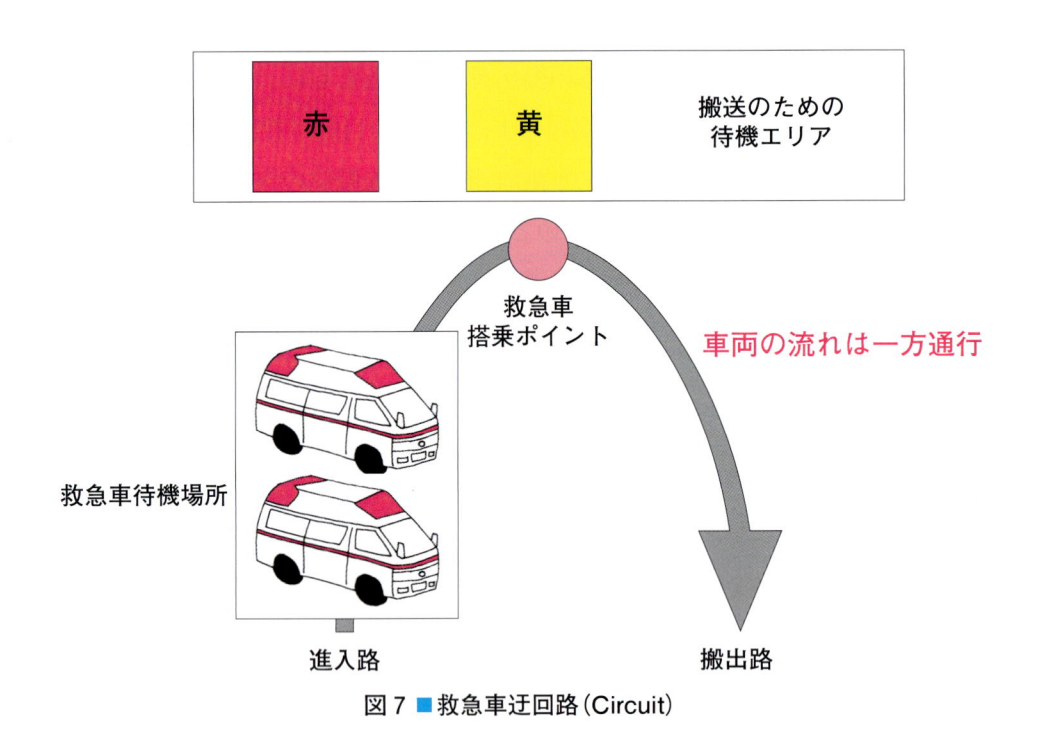

図7 ■ 救急車迂回路(Circuit)

搬送先決定にあたって考慮すべき最も重要なことは、分散搬送である。1つの医療機関へ重症患者が集中すると、個々の患者へ提供できる医療のレベルを落とさざるを得ず、結果的に防ぎ得た災害死(Preventable Disaster Death；PDD)に陥る危険が増加する。このため、重症患者は対応可能な医療機関に分散して搬送することを心がける。必要に応じて、航空機(ヘリコプター)を利用し、搬送先医療機関の選択肢を増やすことが効率的な分散搬送につながる。救急車の台数は有限であり、傷病者搬送能力も大きく制約を受けるので、バスなどで同時に複数(3～20人)の軽症の傷病者を、赤や黄色患者を受け入れる予定のない医療機関へ搬送すると効率がよい。

(大友康裕)

chap.2 最先着隊の活動　　CSCA TTT

● はじめに

　先着隊の初動を考えるにあたり、「スイッチを入れる」「指揮命令/連絡調整(C)」「安全確保(S)」「情報伝達(C)」「評価(A)：報告・応援要請・場所とり」を先着隊が行うべき共通の考え方(基本コンセプト)として整理できる。

1 災害モードへの切り替え【スイッチを入れる】

　平時の救急対応と災害対応は、活動方針が根本から異なることは既に述べた(1頁**図1**参照)。救急では受けられるはずの対応が、災害では受けられないことが生じる。そのため災害対応は、現場指揮者による明確な「災害宣言」によって開始されるべきである。最先着した隊の隊長は、事故概要の状況から多数傷病者事案を自覚すると同時に、自隊の部下に災害対応する旨を下命し、指令センター(警防本部)に対して、無線や電話などのあらかじめ計画された通信手段で災害の発生を宣言するとともに、その時刻を記録する。早期からの組織的な活動を開始するためには、限られた情報を根拠として災害の宣言を行う必要がある。後の活動により災害対応の必要性がないことが明らかになれば、その時点で「災害宣言の取り消し」を行う。災害宣言は、"災害モードへの切り替え"、あるいは"災害のスイッチを入れる"とも呼ばれており、同義語である。

＜ダイヤモンドの5分＞

　先着隊からの第1報を受けて災害モードへのスイッチを入れた後の活動は極めて重要である。スイッチを入れた後の5分間は、現場における活動に集中させる必要がある(指令センターから矢継ぎ早に情報提供を求めると、その対応のために現場での情報活動に支障が出ることが考えられる)ので、現場からの自主的な連絡を待つことを推奨する。翻って、現場では5分間で集められた情報を遅滞なく、指令センターに報告することが求められる。

2 指揮命令/連絡調整【C】

　災害対応において指揮命令系統の確立が優先されることは言うまでもない。事前に指定された指揮者が到着してない状況においては、先着した隊の隊長が暫定的に指揮をとる。その旨を部下に周知するとともに、第1報とともに指令センターに伝達する。現場に到着しているほかの組織（警察、医療など）があれば、自分が暫定指揮者であることを伝達し、連携体制を構築するように努める。上位の指揮者が後着した後は、指揮を委譲する。

3 安全確保【S】

　先着隊として、自分（Self）、現場（Scene）、傷病者（Survivor）の安全を確保する必要がある。これらは3Sと呼ばれ、自分、現場、傷病者の順に優先順位があることを示している。自分や現場の安全を確保したうえで、傷病者の救助活動や救護・医療活動を行う必要がある。

1 自分（Self）の安全

　災害現場に赴く前に、個人防護具（Personal Protective Equipment；PPE）を確認する。ヘルメット、ゴーグル、マスク、長袖のウエア、手袋、安全靴、視認性のよい反射板の付いたベストは不可欠である。それに加えて寒冷地や雪、雨の場合はふさわしい装備も必要となる。

2 現場（Scene）の安全

　現場の安全としては、危険物（ハザード）の認識とその対応が必要となる。自動車事故や列車事故の場合は、後続車両、ガラス・瓦礫、積載物の危険性、オイル漏れ、火災発生、感電の防止、車両の転倒などに加え、傷病者の体液も危険物となり得る。現場安全確保の方法としては、危険物を排除することが必要であるが、警戒区域や危険区域を設定し、各エリアに安全確保のための要員を配備し各エリアの入口で進入統制すること、個人装備が十分でない場合は立ち入りを制限することが必要となる（5頁図5参照）。

3 傷病者（Survivor）の安全

　安全な場所を確保し、「移動可能な方は○○に移動してください」と呼びかけ、移動可能な傷病者を安全な場所に移動させる。

4　情報収集・伝達【C】

事故の当事者、目撃者、先着した警察などから情報を収集する。また、事故概要を知るために、災害現場を遠回しに一巡する。通信手段を確立したうえで、隊員が分担して情報収集してもよい。警防本部通信指令室への通信手段を確立する。

5　評価（A）

1　報告【A】

災害現場からの迅速かつ正確な報告は、今後の組織的な活動において重要な点である。報告の際に必要な最小限の内容をひな形としてあらかじめ整理しておくとよい。「いざききかんり（いざ危機管理！）」（**表**1）として覚えることができる。

いつ、どんな；事故災害の種類

交通事故、鉄道事故、化学災害など事故の種別と事故概要を簡潔に伝える。

例：「大型バスの横転事故」「6両の列車事故、うち先頭から2両が横転」「○○化学工場、爆発事故」など。

ざひょう；正確な発災場所、地図の座標

災害発生場所の住所や地図の座標を報告する。道路上の掲示、例えば道路名、交差点名も参考となる。高速道路上であれば起点からの距離（○kmポスト）が有用である。目標物とその位置関係がわかれば伝える。

例：「現場は○丁目○番地の路上」「国道○号線、○○交差点北500 m」「○○高速道路上り、○kmポスト」「○○道路○○方向、○○ガソリンスタンド前」など。

きけん；危険性の現状と拡大の可能性

災害現場で想定される危険物を報告する。可能であれば、後続隊が必要な個人防護具についても言及する。

例：「火災発生あり。延焼拡大中」「燃料の漏出あり。火災の危険あり」「トラックの積載物は○○で二次被害の可能性あり。現在北風で南からの進入には注意を要する」「周囲には瓦礫散乱」「交通規制が不十分のため、後続車の追突の可能性あり」など。さらに、個人装備の情報として「路上はアイスバーンの状態でアイゼンの着用が必要」「有毒ガスの発生があり。空気呼吸器の着用が必要」など。

表1 ■いざききかんり(いざ危機管理！)

い：いつ、どんな；事故災害の種類(例えば鉄道事故、化学災害、交通事故など)
ざ：ざひょう；正確な発災場所、地図の座標
き：きけん；危険性の有無と拡大の可能性
き：きんきゅうきかん；現在対応中の部隊と今後必要となる部隊
かん：かんじゃすう；負傷者数、重症度と外傷の種類
り：りようけいろ；利用経路(到達経路)

きんきゅうきかん；緊急機関 ── 現在対応中の部隊と今後必要となる部隊

現在、活動している隊の現状と、今後必要になる応援部隊について報告する。

かんじゃすう；負傷者数、重症度と外傷の種類

乗員数や事故概要から推定される負傷者数や受傷度を報告する。なお、傷病者に接触していない段階での報告であるので、確定数ではなく概数として早期に報告することが重要である。

例：「○○人乗りのバスの横転事故で、負傷者は○名、うち重症者は○名の見込み」「車10台の交通事故で、乗員総数は○名、うち歩行可能は○名で、○名は救出困難と思われる」など。

りょうけいろ；利用経路(到達経路)

一方通行路の指定、車両集結場所の指定により混乱が回避できるため、進入路、進入地点の目標物、車両の停車位置について報告する。

例：「○○から進入し、○○に停車し、徒歩で参集せよ」「爆発の危険があるため、○○に集結せよ」など。

2　応援要請【A】

組織的で効果的な活動のためには、必要な部隊の早期投入が不可欠となる。応援部隊としては大別して3つに分類される。以下について要請を行う。

消防、警察等で災害鎮圧や傷病者の救出救助、応急処置、搬送のために必要な部隊

指揮隊、救助部隊、消防、救急、警察など。消防防災ヘリ、周辺消防への応援要請。

医療の支援に必要な部隊

ドクターカー、ドクターヘリ、DMAT、医療班など、地域の現状や事前協定に応じて要請する。

活動を支援する部隊

テント、医療物品など資機材、寒冷地であれば防寒、暖房、バスなどの車両、クレーン車、照明など。

表2 ■ 先着隊の活動

【スイッチを入れる】災害モードに切り替える
- (自分に)災害対応が必要であることを自覚する
- (部下に)隊のメンバーに災害対応をすることを伝達、周知する
- (指令センターに)多数傷病者事案が発生したことを一報する

C【指揮】指揮の明確化
指揮をとることを宣言する

S【安全】危険の認識と安全確保
Self(自分)：個人防護具を装着する
Scene(現場)：認識すべき危険(例：後続車、対向車、オイル漏れ、搭載危険物質、ガラス、やじうまなど)を把握する。警戒区域、危険区域を設定する。危険排除を行う
Survivor(傷病者)：移動可能な傷病者を安全な場所に移動させる

C【情報】情報伝達手段の確立と情報収集(表※に従って収集すると漏れがない)
- 無線や携帯電話の通信状況を確認し、通信手段を確立する
- 運転手、目撃者、警察等から情報を収集する
- 現場をひと回りして、目視で災害の全体像を把握する

A【報告】指令センターに情報を簡潔に報告する(表1に従って報告すると漏れがない)

A【要請】応援部隊を要請する。あるいは、既に要請されていることを確認する
- 指揮隊、救助部隊、消防、救急、警察等、消防防災ヘリ、周辺消防への応援要請。
- ドクターカー、ドクターヘリ、DMAT、医療班など(地域の現状や事前協定に応じて要請する)。
- テント、資機材、寒冷地であれば防寒、暖房、バスなどの車両、クレーン車、照明など。

A【場所とり】活動に必要な場所を確保する
- 車両の停車場所・待機場所、転回場所
- 現場指揮本部設置場所(必要に応じ前線指揮所、救急搬送指揮所)
- 救護所設置場所
- 救急車の動線(進入路、搬出路、乗車位置)
- 傷病者集積場所(必要に応じ)
- ヘリポート

3 場所とり【A】

　組織的な活動、混乱のない活動のために、活動に必要な場所を確保し後続隊へ周知する。まず、確保すべきは、後続車両駐車場、指揮所設置場所、救護所設置場所であり、傷病者の円滑な搬送が可能なように、救急車への搭乗ポイントや救急車の進入路・搬出路を設置する。救護所までの距離が遠い場合や担架搬送能力が限られる場合は、傷病者集積場所の設置を考慮する。ヘリコプター搬送を考慮してヘリポートを確保することは重要である。

●まとめ

　多数傷病者事故は稀であり、1人の隊員が遭遇する頻度も生涯の活動において1回あるかないかかも知れない。しかし、ひとたび発生すると、マスコミの取材の対象となり、活動の成否に関して外部評価を受けることになる。「スイッチを入れる」「指揮命令/連絡調整(C)」「安全確保(S)」「情報伝達(C)」「評価(A)：報告・応援要請・場所とり」を先着隊が行うべき共通の考え方(基本コンセプト)として整理しておけば、自信をもって活動でき、後の評価にも耐え得る活動が行えるであろう(**表2**)。どの隊が先着隊として到着しても適切に活動できるためにはすべての隊員が熟知すべき知識である。

(本間正人)

chap. 3 災害現場管理　CSCATTT

● はじめに

　通報時、あるいは最先着隊からの報告により多数傷病者が発生していると考えられる場合は、早期にスイッチを入れて対応を図ることが被害の抑制や拡大を防止するための重要なポイントとなる。そのためにどのような体制を整えて、どのようなことを考慮しながら活動すべきかについて述べる。

1 警防本部（指令センター）における活動体制

1 災害発生時への適応（切り替え）基準

　災害発生時に通常の事故とは違う活動要領が求められるが、その切り替えスイッチの基準を事前に策定して明確にしておくことが、その後の活動を円滑に適正に行うために必須である。災害モードへの切り替えスイッチの基準がなく、通報を受けた指令員の判断にすべて委ねることは指令員の責任が重くなるだけではなく、その後の対応が後手に回り、適切な活動が展開されない恐れが大きくなることが予想される。

　総務省消防庁では、災害が発生した場合における即報報告基準を定めている（**表3**参照）。最低でも、このような事故が発生、または発生が予想される場合は、地域で策定する多数傷病者対応のスイッチを入れる基準として考えなければならないだろう。

　また、保有している救急隊を、どの程度その災害に出場させて運用する必要があるかということもスイッチを入れる基準として考慮する必要がある。

　表4に災害モードに切り替える基準例を示す。

表3 ■ 火災・災害等即報要領抜粋（昭和59年10月15日付消防災第267号消防庁長官）

救急・救助事故即報
　救急・救助事故即報については、次の基準に該当する事故（該当するおそれがある場合を含む。）について報告すること。
1）死者5人以上の救急事故
2）死者及び負傷者の合計が15人以上の救急事故
3）要救助者が5人以上の救助事故
4）覚知から救助完了までの所要時間が5時間以上を要した救助事故
5）その他報道機関に取り上げられる等社会的影響度が高い救急・救助事故
　　（例示）・列車、航空機、船舶に係る救急・救助事故
　　　　　・バスの転落による救急・救助事故
　　　　　・ハイジャック及びテロ等による救急・救助事故

表4 ■ 災害対応切り替え基準例

切り替え基準	対象災害など
1. 傷病者が10人以上発生、または発生が予想される事故 2. 救急隊3隊以上または保有する救急隊の50％以上を集中的に運用する必要がある場合 3. その他、消防長・消防署長等が必要と認めた場合。	1. 地震、暴風、豪雨などの自然災害 2. 列車、航空機、船舶などの救急救助事故 3. バス、自動車などの衝突、転落などによる救急救助事故 4. ハイジャックおよびテロなどにおける救急救助事故 5. 映画館、百貨店、駅構内など不特定多数の者が集まる場所における救急救助事故 6. 危険物、ガス、ラジオアイソトープ、毒物・劇物の爆発、流出漏洩などの救急救助事故 7. 大規模な建物、工作物の倒壊による救急救助事故 8. その他人為的原因または自然現象に起因して集団的に傷病者が発生、社会的に影響が高いもの

2　警防本部の任務

多数傷病者の発生する災害事案では、消防本部や指令センターに消防長や消防署長を本部長として警防本部を設置するべきである。本部では集められた情報を共有して一括管理するとともに、その情報に基づいて調整して指揮をする。各担当の役割と任務を**表5**に示すが、各担当間においても、情報共有に努めて、活動に支障が出ないように相互理解に努めなければならない。

表5 ■ 警防本部の各担当例

通信担当	・集団災害に関する情報を収集し、その情報を共有して調整指揮の補助をする。 ・現場指揮本部と密接な連絡を図るとともに医療機関と現場への医師派遣要請や市・県の行政機関、警察などの関係機関との調整・指揮調整を行い、出場各隊の連携調整に当たる。
広報担当	・災害の情報を収集し、マスコミや関係機関への広報や調整を行う。 ・円滑な救護活動および早期の救命処置・搬送が行えるように収容状況の情報を収集し、広報体制を確立するために調査し報告する。
資機材担当	・救急救助資機材や医療資機材の補充を調整する。 ・災害活動における傷病者対応に必要な資機材の集結および運用を図る。
病院担当	・病院に搬送された傷病者の情報および受け入れ状況を収集する。 ・円滑な救護活動および早期の救命処置・搬送が行えるように、搬送医療機関の収容状況や受け入れ可能状況などリソースの情報収集を行う。

また、災害の規模に応じて、必要な人員確保のために消防相互応援に基づく近隣消防本部への応援要請や、人員の確保のために関係機関への協力要請など、次に掲げる項目について判断をする必要がある。

1. 職員の非常招集
2. 消防団への出場要請
3. 消防相互応援に基づき救急隊や救助隊など必要な部隊の要請
4. 消防防災ヘリの出場要請
5. DMAT、ドクターヘリ、ドクターカーなど医師の現場出場要請
6. その他緊急消防援助隊など必要な部隊の要請

3 部隊運用

多数傷病者発生事故や災害の規模に応じて、事故発生場所を管轄する消防本部において、必要な部隊を運用する。運用にあたっては、事前に傷病者数によりどの部隊をどの程度運用するかなど、事前に出場計画を策定しておくことが重要である。また、その際には、誰が現場を指揮するのか、指揮命令系統も整理しておく必要がある。

指令センターは、通報や現場報告内容から、どの程度の災害規模であるかを推察し、それに対応し得る必要部隊を出場させて運用する。また、現場指揮本部からの求めに応じて、部隊の増減や特殊部隊や関係機関への要請を整理して統制しなければならない。

各地域では、行政機関が地域の関係組織を横断的に取りまとめた地域防災計画が策定されているが、多数傷病者発生事案時には準用し、参考にして運用することも考えなければならないだろう。そのためにも、普段からその存在と内容について熟知しておく必要がある。

2 現場指揮本部における活動

指揮隊長あるいは、現場における階級が最上位にある者を現場指揮本部長とする。消防署長など、上位の者が現場に到着した場合は、指揮を委譲する。

通報時に災害と認識されず、通常事故で出場し、現場到着した部隊が災害と認識した場合は、現場指揮本部が立ち上がるまで先着部隊の隊長が指揮宣言をして、災害初期対応を行わなければならない。

1 設　置

現場指揮本部には、わかりやすいように「指揮本部」の標旗を掲出するなどして明示するとともに、以下の条件を考慮して設置する。また、指揮本部の設置に必要な資機材については、日頃から決められた車両などに積載しておく。

・現場全体が把握でき、かつ、部隊等が集結しやすい場所。
・現場救護所との連絡が容易な場所。
・二次災害の危険がない場所。
・通信障害の少ない場所。
・関係機関との連絡、調整が容易な場所。

2 編　成

指揮隊、救助指導者、救急指揮者（最先着救急隊長もしくは救急救命士）、その他必要な人員。また、医療（DMAT）や警察など、関係機関のリーダーが現場指揮本部にいると連携が取りやすい。

> **＜救急指揮者＞**
> 　最先着救急隊は、救急指揮担当として現場指揮本部長の補佐を行う。傷病者対応に関して本部長へ助言を行うとともに救急関係について指揮を担当する。現場の医療関係者(DMAT・ドクターヘリ医師など)と協働し、災害現場で関係機関が円滑に活動できるように救急や医療などに関することについて助言、補助を行う。また、人員や資機材などに余裕があれば、救急指揮所の設置も考慮する。

3　任　務

　活動隊の災害の現場の指揮調整・安全確保・情報収集などを実施することが主な任務となる。
　CSCAおよびTTTに基づいた活動の指示(**表6**)を行うが、特に、防ぎ得た災害死(PDD)を防ぐためにも、傷病者の状況や時間経過に応じて救急隊の配置やDMATなどの医療従事者の優先配置場所について救急指揮者が中心となり、適切な即応指示をする必要がある。
　また、限られた人員を有効に活用するため、例えば救急隊の編成について、機関員(運転者)を消防隊から配置換えを行ったり、隊員2名乗車で運用することなども考慮しなければならない。
　さらには、担架隊の指定や必要資機材の確認や配置について管理することも重要である。

表6 ■ 現場指揮本部の活動内容

CSCA	**指揮命令/連絡調整** ・組織内における指揮命令系統の確立および指示 　　例：消防本部と現場との連絡体制の確立 ・現場活動している各関係機関との相互調整 　　例：警戒区域の設定を警察と調整して行う **安全確保** ・各部隊の安全確保 ・現場の安全確保 ・傷病者の安全確保 ・区域の設定(警戒区域、消防活動区域) **情報伝達と情報収集** ・情報伝達方法の確保(無線、携帯電話、伝言など) ・発生時刻 ・災害の種類の確認(交通事故、爆発、火災、倒壊、NBC、その他) ・正確な発生場所 ・二次災害発生の危険性の有無と拡大の可能性 ・必要な関係緊急機関(応援要請の必要性の判断) ・大まかな患者数(全体の数、重症者数) ・各部隊の進入経路 **報告** ・指令センターおよび警防本部へ収集した情報を報告(適宜) **必要な緊急機関の要請** ・ドクターヘリ ・DMAT ・特殊な車両や部隊 ・他都市の救急隊、消防隊、救助隊

表6 ■続き

CSCA	**場所の確保** ・現場指揮本部 ・傷病者集積場所(一時救出場所) ・現場救護所 ・救急車待機場所 ・その他の車両の待機場所 **人員配置** ・現場指揮本部要員(消防隊・救急隊) ・救出現場(救助隊・消防隊、DMAT医師の派遣要請) ・傷病者集積場所(救急隊・消防隊) ・担架搬送(消防隊等) ・現場救護所(救急隊、DMAT医師など) ※救急隊やDMAT(医師)など医療資源の投入については、以下のような優先順位で考慮する。時間経過とともに、配置が優先される部署が変化する。 **救急隊活動、投入の優先順位** ①傷病者集積場所(一時救出場所) ②現場救護所 ③救急車(病院への搬送) ④救助現場、航空搬送 **DMAT活動、投入の優先順位** ①指揮・調整業務 ②救護所活動 ③救助現場、航空搬送 ④搬送介助
TTT	**傷病者の人数および状態の把握** ・傷病者集積場所におけるトリアージ結果(一次トリアージ) ・現場救護所入口におけるトリアージ結果(二次トリアージ) ・現場救護所での応急(医療)処置実施後のトリアージ結果(搬送トリアージ) **現場からの救出救助** ・救助隊による救出救助体制の確立 ・災害現場へのDMAT医師など医療の必要性の判断 **現場救護所内における救急(医療)処置体制の確立** ・必要な資機材の把握および調達 ・必要な人員の確保 ・医師、看護師などの医療スタッフの要請 **搬送体制の確立** ・管轄内の受け入れ可能な医療機関情報の把握 ・広域搬送を考慮した管轄外医療機関の受け入れ情報の把握 ・防災ヘリやドクターヘリを活用した広域搬送手段の確保 ・医療機関への搬送状況の把握

3 区域設定

1 現場活動に必要な区域(「警戒区域」「消防活動区域・危険区域」)の設定

現場活動を安全・円滑に進めるために、区域を設定する(図8)。

a．警戒区域
・円滑な現場活動のために設定する。
・災害発生当初は、混乱を避けるために区域を大きめにとり、状況により縮小する。
・活動要員以外の立ち入りを制限する。
・警察など関係機関と協力して設定する。
・道路を封鎖する場合などは、車両などを活用する。
・広域搬送のため、消防防災ヘリやドクターヘリなどの発着場も考慮して区域を決定する。

b．消防活動区域・危険区域
・活動隊の安全を確保するために設定する。
・適切な個人防護具(PPE)を着用した要員以外の立ち入りを制限する。
・救助現場を囲む形で設定し、状況により拡大・縮小する。
・現場が安全な場合、設定しない場合もある。

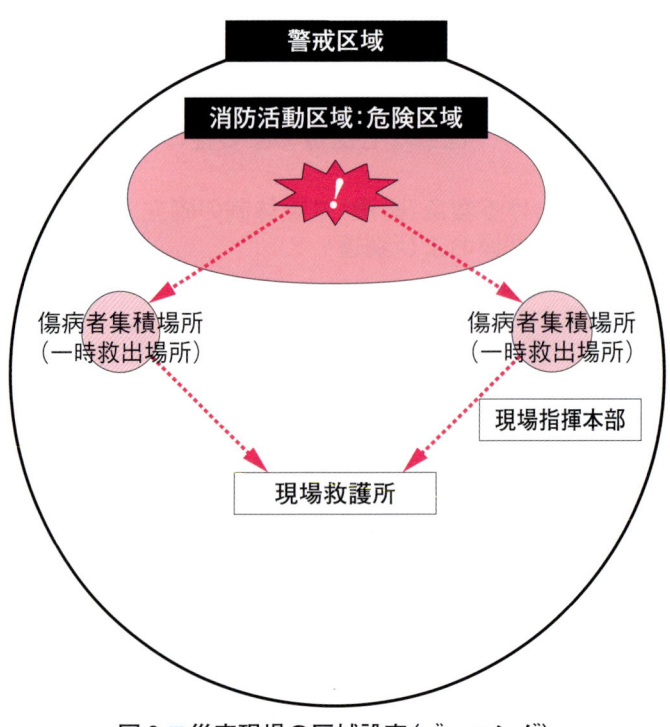

図8 ■ 災害現場の区域設定(ゾーニング)

2 災害現場における傷病者の動線の確立

　危険区域から救出された傷病者に対してトリアージを行い、災害の全体像を把握するとともに現場救護所への搬送順位を決定して搬送する。現場救護所の入り口では、再度トリアージして応急処置や治療の優先順位を決定して現場救護所内で治療を行う。搬送体制が整ったら、搬送順位を決定し、適切な医療機関に迅速に搬送するという流れをつくることが、防ぎ得た外傷死を減少させるために必要な活動となり、そのために系統立てた傷病者の動線を確立しなければならない（図9）。

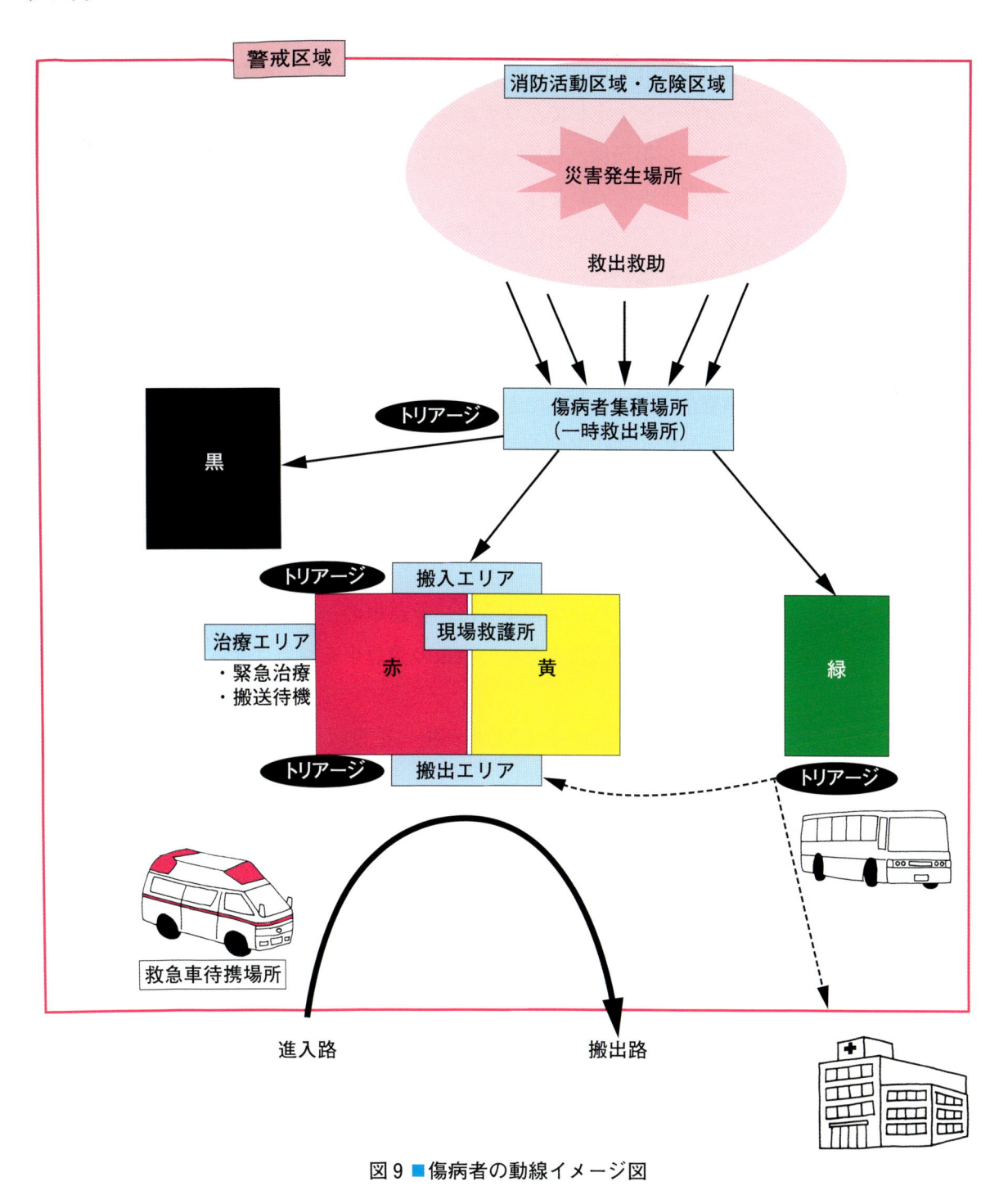

図9 ■ 傷病者の動線イメージ図

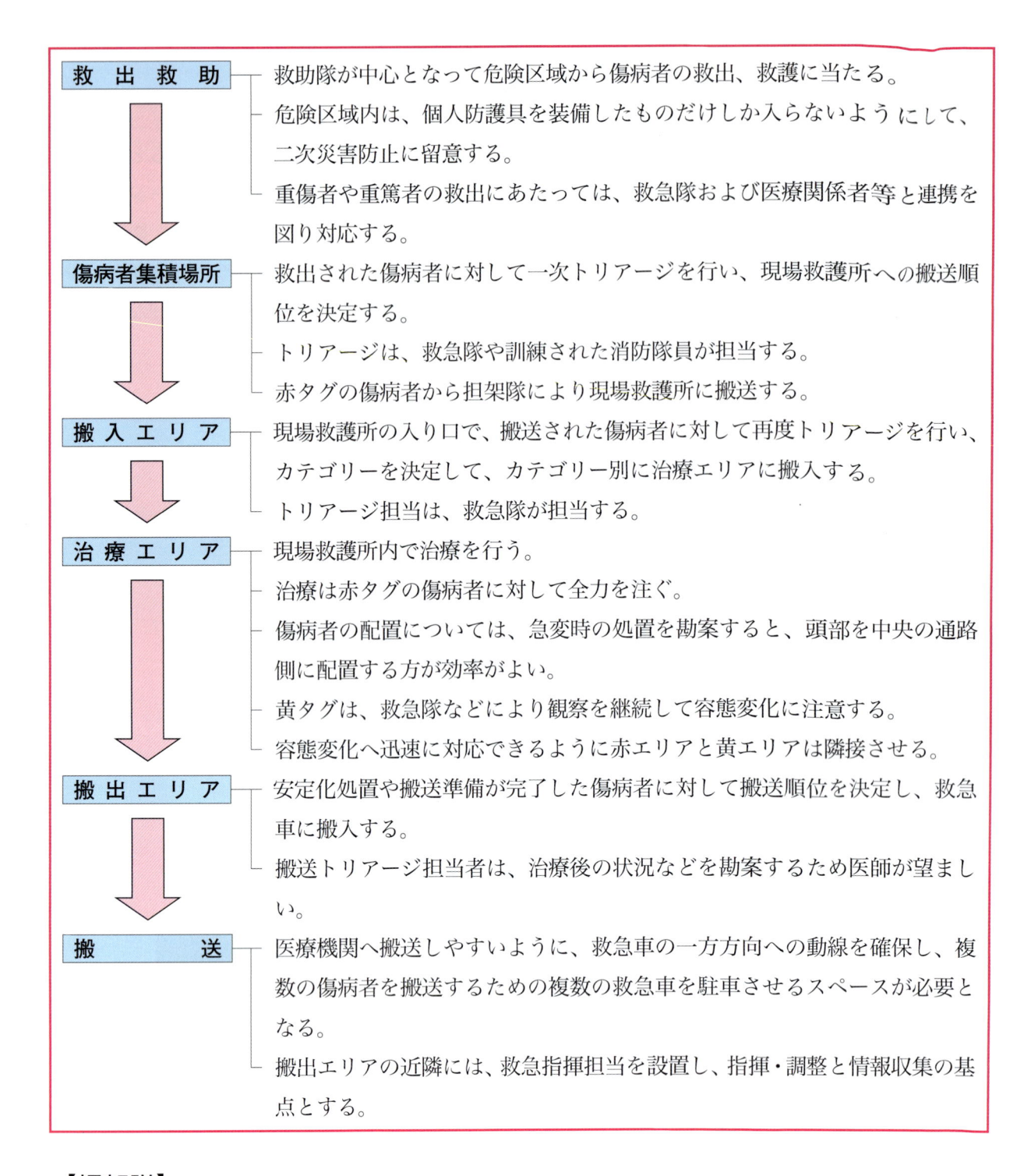

| 救出救助 | ・救助隊が中心となって危険区域から傷病者の救出、救護に当たる。
・危険区域内は、個人防護具を装備したものだけしか入らないようにして、二次災害防止に留意する。
・重傷者や重篤者の救出にあたっては、救急隊および医療関係者等と連携を図り対応する。 |
|---|---|
| ↓ | |
| 傷病者集積場所 | ・救出された傷病者に対して一次トリアージを行い、現場救護所への搬送順位を決定する。
・トリアージは、救急隊や訓練された消防隊員が担当する。
・赤タグの傷病者から担架隊により現場救護所に搬送する。 |
| ↓ | |
| 搬入エリア | ・現場救護所の入り口で、搬送された傷病者に対して再度トリアージを行い、カテゴリーを決定して、カテゴリー別に治療エリアに搬入する。
・トリアージ担当は、救急隊が担当する。 |
| ↓ | |
| 治療エリア | ・現場救護所内で治療を行う。
・治療は赤タグの傷病者に対して全力を注ぐ。
・傷病者の配置については、急変時の処置を勘案すると、頭部を中央の通路側に配置する方が効率がよい。
・黄タグは、救急隊などにより観察を継続して容態変化に注意する。
・容態変化へ迅速に対応できるように赤エリアと黄エリアは隣接させる。 |
| ↓ | |
| 搬出エリア | ・安定化処置や搬送準備が完了した傷病者に対して搬送順位を決定し、救急車に搬入する。
・搬送トリアージ担当者は、治療後の状況などを勘案するため医師が望ましい。 |
| ↓ | |
| 搬送 | ・医療機関へ搬送しやすいように、救急車の一方方向への動線を確保し、複数の傷病者を搬送するための複数の救急車を駐車させるスペースが必要となる。
・搬出エリアの近隣には、救急指揮担当を設置し、指揮・調整と情報収集の基点とする。 |

【担架隊】

①傷病者の動線確立のために、担架隊を編成する。

②消防隊や消防団が担当する。傷病者が多い場合は、負傷していない一般の方の協力が得られることがある。

③危険区域内である災害救助現場から傷病者集積場所(一時救出場所)への担架などによる搬送は、必ず個人防護具を着装した消防隊が担当することとする。

④傷病者集積場所(一時救出場所)から現場救護所までの搬送は、消防団や一般人などの協力を得て搬送することも考慮する。

⑤また、歩行可能な傷病者を誘導する担当者が必要な状況も考えられる。消防隊員や消防団員、警察官など制服を着ている者が担当することが望ましい。

【トリアージタグ】

トリアージ区分は、トリアージタグを用いて表示される。トリアージされた傷病者には、トリアージタグが付けられる。現在のトリアージタグは3枚つづりで、1枚目が災害現場用、2枚目が搬送機関用、3枚目が搬送医療機関用となっている(**図10**)。

トリアージタグは各施設などで作成しており多種多様であるが、平成8年に厚生労働省から「トリアージ・タッグの標準化について」(「**参考資料**」29頁参照)により最低限の共通項目などが示されている。

1枚目の災害現場用は現場救護所から搬送されるときに完成されて取り外されるが、情報の早期把握および整理のために、1枚目を現場救護所搬入時に、2枚目を搬出時に取り外して傷病者一覧表の作成に活用することを推奨する。搬送機関(救急隊)は、医療機関への搬送途上でトリアージタグの記載内容を転記することで対応可能と考える。地域によっては、4枚つづりのトリアージタグを作成して使用している地域もある。詳細は「4. 現場災害の医療(トリアージ)」(30頁)、「5. 現場災害の医療(トリアージタグの記載)」(37頁)参照のこと。

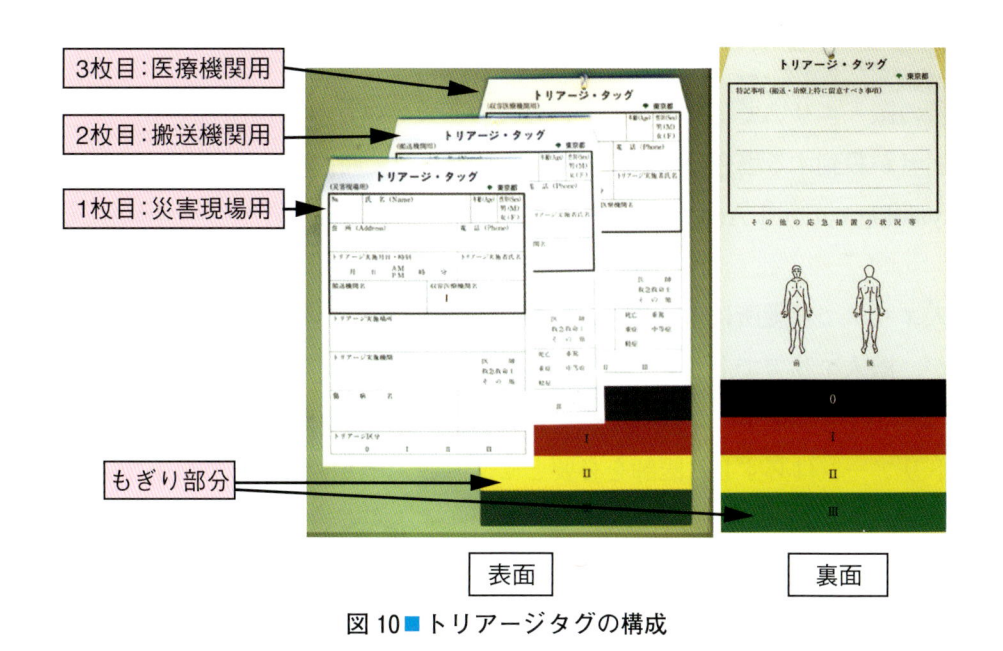

図10 ■ トリアージタグの構成

4 傷病者救護部門の管理

1 傷病者集積場所(一時救出場所)

傷病者集積場所(一時救出場所)とは、早急に現場救護所に搬送できない場合に危険区域内から救出し一時的に傷病者を安全に待機させる場所のことをいう。

危険区域内の傷病者を救助隊などにより救出救助し、危険区域外に一時的に搬出する場所で、危険区域から直近の場所に設置されることになるが、居合わせた人たちにより自然発生的に設置されたり複数設置しなければならない場合もある。災害現場から現場救護所へ直接搬送可能な場合は、設置されないこともある。設置が必要な条件として、**表7**にまとめる。

表7 ■ 傷病者集積場所（一時救出場所）の設置が必要な場合
- 救助現場から救護所までの距離が長い場合
- 危険区域の危険度が高い場合
- 迅速な担架搬送が困難な場合

ブルーシートなどで明示して、救助隊など救出チームがわかりやすい措置をとる。

傷病者集積場所での活動内容は、一次トリアージを行って、救護所までの担架搬送の優先順位を決定し、搬入すべき場所［現場救護所(赤・黄)、緑、黒］を決定することである。搬送が優先される傷病者は赤傷病者である(図9参照)。

災害当初は、多数の傷病者が集まってくるため、救急隊だけではなく、訓練された消防隊員などを活用して連携し、二人一組になりSTART式トリアージで一次トリアージを実施する。

時間が経過して、傷病者が現場救護所へ移動した場合は、人員の再配置を考慮する。

2　トリアージポスト（搬入エリア）

現場救護所の搬入エリアで二次トリアージを行い、カテゴリー別に搬入する。

多数の傷病者が殺到する場合は、START式トリアージで時間をかけずにトリアージを行うが、PAT法(Physiological and Anatomical Triage, 32頁参照)でトリアージを行うことを基本とする。

また、搬入エリアで救護所に入る傷病者の登録をすると傷病者管理に効果的である。方法はさまざまあるが、搬入エリアでトリアージ実施後にトリアージタグの1枚目を切り離して管理すると抜けがない。

ここでのトリアージは必ずしも医師を必要とせず、救急隊が担当することもできる。

3　現場救護所

現場救護所とは、救急隊・救急救命士や医師・看護師らにより応急処置や救命処置を実施し、医療機関への搬送準備をする場所である。

ロープやブルーシートもしくはエアーテントによって区域を明示するとともに、「現場救護所」である旨の標旗を掲出し、誰もが認識できるようにしておく。まず、赤タグの場所の確保を最優先とするが、救護所内では、重症度分類の程度に基づいて傷病者の搬送位置を指定しておくものとする。現場救護所設置場所の条件を**表8**に示す。

表8 ■ 現場救護所設置場所の条件
- 現場指揮本部との連絡が容易
- 安全が確保されている
- 救急車の乗り入れが容易
- 平坦な広いスペース
- 可能な限り救助現場に近い

　救護所内における人員配置のポイントは、赤エリアにほとんどの医療資源を投ずることである。黄色エリアは、黄色から赤に容態変化するものがいないかだけを見ていればよい。したがって黄色エリアには、医師は必要なく看護師や救急隊に任せてよい。図11に人員配置例を示す。

　赤タグ傷病者の診療が終わるまで黄色の診療は始まらない、赤タグ傷病者が搬送されるまで黄色は搬送されないという大原則をしっかり守ることが重要である。

　全体を把握するため自由に動けるリーダーを配置する。時間とともにニーズが変化するので、救護所責任者は時系列的変化に対応して、人員配置を変えていくことが重要となる。情報が共有できるように現場関係者との連携を図る。

　搬送エリアの医師は、赤エリアの責任医師と連携しながら搬送優先順位、搬送先を決める。

　救急隊1隊は現場指揮所に入るが、後着の救急隊はトリアージ担当や赤テントの診療補助などを行い、搬送準備が整い次第、順次、迅速に搬送隊として活動することとなる。

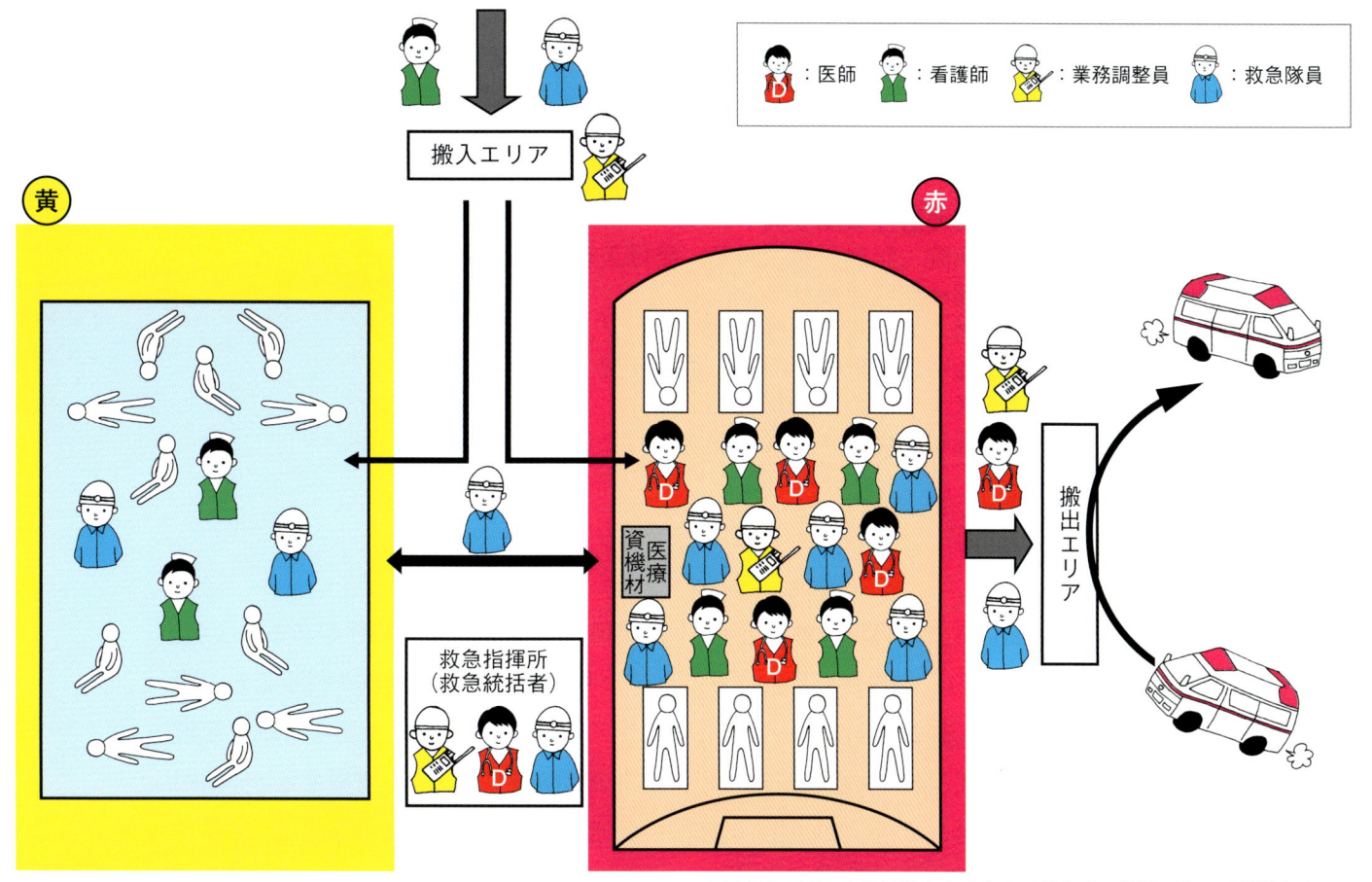

※傷病者の頭の向きは限定するものではなく、状況によって判断する。

図11 ■ 現場救護所（赤・黄）人員配置例

救護所内での傷病者情報や搬送医療機関情報、搬送手段情報は、ホワイトボードを使用し一覧表を作成して、収集した情報を統合することにより、搬送順位や搬送手段・搬送医療機関の決定が容易となるとともに、情報がひと目で共有できる(**表9**)。医療資機材の補給や、応援要請などの救護所管理情報についても重要である。医療情報は、救護所に隣接した救急指揮所の救急統括者が管理すべきである。**表10**に救急指揮者が把握すべき医療情報を示す。

　応急処置および安定化治療を実施後にPAT法で再トリアージを行い、赤タグの中の搬送優先順位の並び替えが必要となる。

表9 ■ 救護所内の傷病者一覧表

No.	氏名	年齢	性別	カテゴリー	安定・不安定	JCS (or GCS)	傷病名	処置	搬送病院	搬送救急隊	搬送開始時刻	備考
1	○○○○○○○	60	男	赤	不安定(ショック)	1桁	骨盤骨折	輸液、シーツラッピング	A市民病院	B救急隊	16時30分	
2	△△△△△△△	32	女	赤	安定	2桁	フレイルチェスト	挿管、人工呼吸				
3	××××××××	38	女	赤	不安定(意識障害)	3桁	頭部外傷	挿管、輸液	B救命センター	C救急隊	16時40分	
4	□□□□□□□□	43	男	赤	不安定(ショック)	1桁	腹腔内出血	輸液	F救命センター	E救急隊	16時55分	
5	☆☆☆☆☆☆☆	67	男	赤	不安定(ショック、呼吸不全)	1桁	脊髄損傷	挿管、人工呼吸、輸液				
6	不明	80代	女	黄	安定	1桁	クラッシュ症候群	輸液				

表10 ■ 救急指揮者(救急指揮所)が把握すべき医療情報

1. 傷病者情報➡傷病者リスト(搬送の優先順位)(表8)
    ・災害現場発生状況：全傷病者数の予測、救護所での傷病者数、傷病者の緊急度と必要な治療
2. 医療機関情報➡医療機関リスト
    ・搬送先病院：距離、搬送時間、受け入れ数、手術対応
3. 搬送手段情報➡搬送手段リスト
    ・搬送能力：救急車、ヘリコプターなど、搬送可能数
4. 管理項目情報➡医療資機材不足・供給状況
    ①救護所スタッフの活動状況
    ②医療資機材：保有する量、使用された(る)量

4　軽症者の扱い

　軽症者はwandering patientと呼ばれ、現場を歩き回り現場を混乱させる可能性がある。また、不平不満を訴える可能性もあり、現場から排除することにより現場の負担が軽減されることが期待できる。そのため、現場から少し離れたエリアを軽症エリアと指定し、警察や消防など制服を着た誘導員により1ヵ所に集めて、そこから警察のバスなどで一括搬送することも考慮する。一括搬送する場合は、赤・黄色搬送先とかぶらない遠方の病院へ搬送する。近隣病院は中等症者、重症者が運ばれるので搬送してはならない(図9参照)。

5 遺体安置所

災害現場で、医師により死亡が確認された傷病者は、人目に触れない、または遠ざけた場所に警察と協力してご遺体を仮安置する場所を設置し、収容する。

基本的には、生存者に対する処置がすべて終了した最後に、警察などで災害現場外に移送するが、ご遺体に礼を失することがないように丁重な対応が求められる。

身元が判明し、ご家族や関係者から面会を求められた場合には、なるべく隠さずに早期に対面させることも考える。その際には、ご家族の心のケアについても注意を払う必要がある。

6 救急車・搬送車両の運用

救急指揮者が、救急車の運用および傷病者の搬送の指揮統括を担当する。

現場救護所の責任者と、搬送人員、搬送順位、必要な搬送手段、必要隊数などについて連絡を密にして、受け入れ可能な医療機関を把握して傷病者の搬送先を決定し、搬送救急隊などを指定する。

また、広域搬送手段として、消防防災ヘリやドクターヘリの要請や臨時発着場所の確保も必要となる。

現場での活動のために搬送する救急車の要員が不足する場合は、非番の救急隊員の招集などで人員の確保に努める。

救急車など搬送車両の不足が予想される場合は、早期に消防相互応援協定に基づいて、近隣消防に救急隊の派遣要請を行うことが重要である。

救急車における搬送人員の基準を表11に示す。

表11 ■ 救急車への収容人員

トリアージカテゴリー	救急車搬送人員
赤(緊急治療群)	1名
黄(非緊急治療群)	1～2名
緑(軽症群)	乗車定員以内(乗務員除く)
黒(救命困難群)	1名

また、現場で限られた救急隊員を効率よく活動させるためには、傷病者の流れに応じた動的な運用が不可欠となる。発災直後は、現場(救急)指揮所、傷病者集積場所の配置や赤エリアの救護所の立ち上げを優先する。傷病者集積場所では、消防隊員と協同して一次トリアージを実施して救護所への搬送が行われるため、この時点では救急車搬送に回る人員は配置できない。DMATや医師が現場に到着すれば、二次トリアージや安定化処置が可能となるため、救急車による病院への搬送を開始することができるようになる。

7 無傷被災者の管理

　怪我をしていない被災者は、トリアージカテゴリーに含まれず、治療の対象外である。原則として警察の管理下に置かれ、適切に安全な場所まで移送される。しかし、お互い協力し合い、傷病者の救出や搬送が行われ、自然発生的に傷病者集積場所がつくられることがある。落ち着いた協力的な成人男性から担架搬送補助などの申し出があった場合は、拒否せずに現場の安全が確保されているエリア内において協力をしてもらう。但し、必ず消防隊を１名以上同行し、事故防止と安全管理に留意する。

　また、協力者以外の無傷被災者は、警戒区域外に誘導し、必要があればバスなどで安全な場所まで移送する。

（張替喜世一）

3 災害現場管理

■ **参考資料1「トリアージ・タッグの標準化について」（平成8年3月12日付　厚生省健康政策局指導課長　指第15号）**

1　トリアージは、災害発生時等に多数の傷病者が発生した場合、傷病者の緊急度を重症度に応じて適切な処置や搬送を行うための傷病者の治療優先順位を決定することをいい、その際に用いるタッグ（識別票）をトリアージ・タッグという。

2　トリアージ・タッグは、被災地内の医療機関においては、簡易カルテとして利用することも可能なものであり、また受入患者の総数や傷病程度別患者数をより的確に把握することができ、傷病者の後方病院への円滑な搬送という観点においてもその活用が期待されるところである。

3　現在、医師会、消防機関、日本赤十字社、自衛隊等でそれぞれ異なった様式・形式のトリアージ・タッグが使用されているところであるが、複数の機関が参集する大規模災害における混乱を避けるため、大震災等の広範囲の大規模災害で複数の救急救助機関が関わる場合を想定した、トリアージ・タッグの標準を下記のとおりとした。

1．タッグの形状及び寸法
　　23.2 cm（縦）×11 cm（横）とする。

2．タッグの紙質
　　水に濡れても字が書けるなど、丈夫なものとし、本体はやや厚手のもの、複写用紙は本体より薄手のものとする。

3．タッグ用紙の枚数
　　3枚とし、1枚目は『災害現場用』、2枚目は『搬送機関用』とし、本体は『収容医療機関用』とする。

・タッグの形式
　　モギリ式としモギリの幅は1.8 cmとする。

4．タッグに用いる色の区分
　　軽処置群を緑色（Ⅲ）、非緊急治療群を黄色（Ⅱ）、最優先治療群を赤色（Ⅰ）、死亡及び不処置群を黒色（0）とする。

5．モギリ片の色の順番は、外側から緑色、黄色、赤色、黒色で両面印刷とし、ローマ数字のみ記載し、模様や絵柄は記載しない。

6．傷病者の同定及び担当機関の同定等に係る記載内容
　　傷病者の同定の項目については、「氏名」「年齢」「性別」「住所」「電話」とし、外国人の家族や本人が記載することも想定し、これらの項目については英語を併記する。
　　担当機関の同定等の項目については、「（タッグの）NO.」「トリアージ実施月日・時刻」「トリアージ実施者氏名」「搬送機関名」「収容医療機関名」とする。
　　また、3枚目の『収容医療機関用』の裏面の上部には「特記事項」の記入できるスペースを設けることが望ましい。

7．タッグ製作主体の裁量部分
　　地域において想定される災害の頻度や種類が異なることや、医療機関で独自に作成する場合には簡易カルテとしても利用することが可能なよう当該部分についてはタッグ製作主体の裁量により作成するものとする。
　　具体的な項目例とし（イ）傷病者のバイタルサイン、人体図等の当該傷病者の傷病状況に関する事項（ロ）タッグ製作主体の名称、マーク等が考えられる。

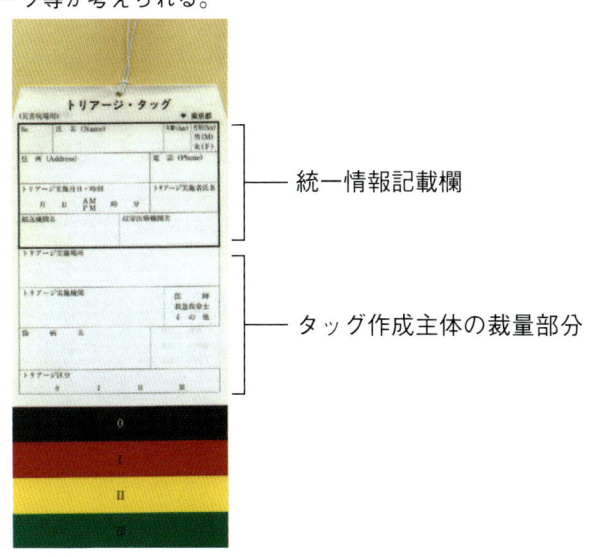

＜標準トリアージタッグ＞

chap.4 災害現場の医療（トリアージ）

CSCATTT

● はじめに

　災害時におけるトリアージは相対的に不足した資源の再分配に関する問題解決のため、ある判断基準をもとに傷病者の区分を決め、それに応じて資源を配分する方法である。一方、トリアージという言葉は今日その解釈によりさまざまな意味に用いられている。例えば、救急隊が日常行う現場搬送プロトコール（Field Triage）、救急室で行うJTAS（Japan Triage and Acuity Scale）、電話で行うコールトリアージなどは「トリアージ」という言葉を用いてはいるが、これらは1名の傷病者や患者に対して緊急度・重症度を判断し、病態に応じた適切な医療資源を分配することが目的であり、災害時の多数傷病者を対象としたものとは異なる。本稿では災害時におけるトリアージについて述べる。

1 トリアージ区分

　現在、わが国の災害時のトリアージ区分は4つで、色により識別される（表12）。緊急度の高いトリアージ区分Ⅰ（赤）に、医療資源を最も早く割り当てることを原則とする。
　わが国において、治療の優先順位が最も低いトリアージ区分0（黒）には死亡群と救命困難（瀕死）群が混在する。諸外国では、救命困難（瀕死）群に別の区分を設けるか、区分2に分類している。わが国では医師により死亡と診断されない限り、トリアージ区分0（黒）は死亡と同義ではなく、医療資源の分配が許される状況にあれば救命処置の対象となる。

表12 ■ 本邦のトリアージ区分

区分	緊急度表現例	識別色
Ⅰ	緊急治療群	赤
Ⅱ	非緊急治療群	黄
Ⅲ	治療不要もしくは軽処置群	緑
0	死亡あるいは救命困難群	黒

2 トリアージの方法

　災害時に突然生じる圧倒的多数の傷病者に対応すべく、歩行の可否や簡便な生理学的評価により迅速に分類する一次トリアージと、一次トリアージ後の同一トリアージ区分内での治療の優先順位を決定する二次トリアージとがある（表13）。一次トリアージの多くは呼吸、循環、意識レベ

表 13 ■ トリアージの方法

一次トリアージ
1　START (Simple Triage and Rapid Treatment)
2　Homebush Triage Standard
3　Care Flight Triage
4　Triage Sieve
5　the Sacco Triage Method (STM)
6　MASS Triage
7　Military Triage/NATO Triage
8　the SALT system
二次トリアージ
1　SAVE
2　Triage Sort
3　the Sacco Triage Method (STM)
4　生理学的解剖学的評価法 (Physiological Anatomical Triage；PAT 法)

ルの評価によることが多い。二次トリアージは各区分内における緊急度判定が目的である。二次トリアージは計算式で緊急度を数値化する方法やコンピュータを用いての緊急度判定が考案されているが、議論も多く、最終的に経験のある医師により判定されることが多い。現在のわが国における二次トリアージは緊急度の数値化をせず、一次トリアージの精度を向上させることを主たる目的としている。

現在わが国で普及している一次トリアージは、START 法 (Simple Triage and Rapid Treatment 法)[*]、二次トリアージは生理学的解剖学的評価法 (Physiological Anatomical Triage；PAT 法) である。START 法は簡便かつ迅速であることを求め、PAT 法は生理学的評価に解剖学的な評価をはじめとする諸評価を加えることにより、正確性を上げ、かつ治療や搬送の優先順位を決めるために有用な情報を提供する。

時間経過、行った処置などにより傷病者の容態変化や、判定基準の異なる一次トリアージと二次トリアージの結果に相違が生じる可能性があるため、トリアージは反復して行う。

1　START 法

図 12 にアルゴリズムを示す。START 法の特徴は、各評価においてトリアージ区分が判定可能であれば、その先に続く評価項目を省略する。例えば、判定基準に該当する呼吸の異常を認めたならば、循環や意識の評価を行うことなく、トリアージ区分Ⅰ(赤)と判定する。

注：循環の評価において Capillary refill が用いられていたが、Capillary refill は外気温、年齢、性別による影響を強く受け、エビデンスレベルが低く[1]、CDC による 2009 年の the SALT system においても採用されていない[2]。Capillary refill 単独での循環の評価は避けるべきである。

---

[*]：厳密には START 変法であり、原法とは異なる

```
歩行可能？ ──はい──→ 緑
   │いいえ
   ▼
自発呼吸 ──なし→気道開放にて──┬─呼吸なし→ 黒
   │あり                      └─呼吸あり→ 赤
   ▼
呼吸数 ──9回/分以下、30回/分以上──→ 赤
   │はい 10〜29回/分
   ▼
橈骨動脈の触知 ──触知しない注)──→ 赤
   │触知あり
   ▼
意識：従命反応 ──なし──→ 赤
   │あり
   ▼
   黄
```

注) 脈の触知に加え、以下に挙げる循環不全の徴候のいずれかを伴う場合、区分I(赤)と判定することを妨げない。
  1. 皮膚の蒼白、冷汗あり
  2. 末梢動脈は触れるが微弱である
  3. 頻脈(120回/分超)である

図12■一次トリアージ：START法*
(*：厳密にはSTART変法であり、原法とは異なる)

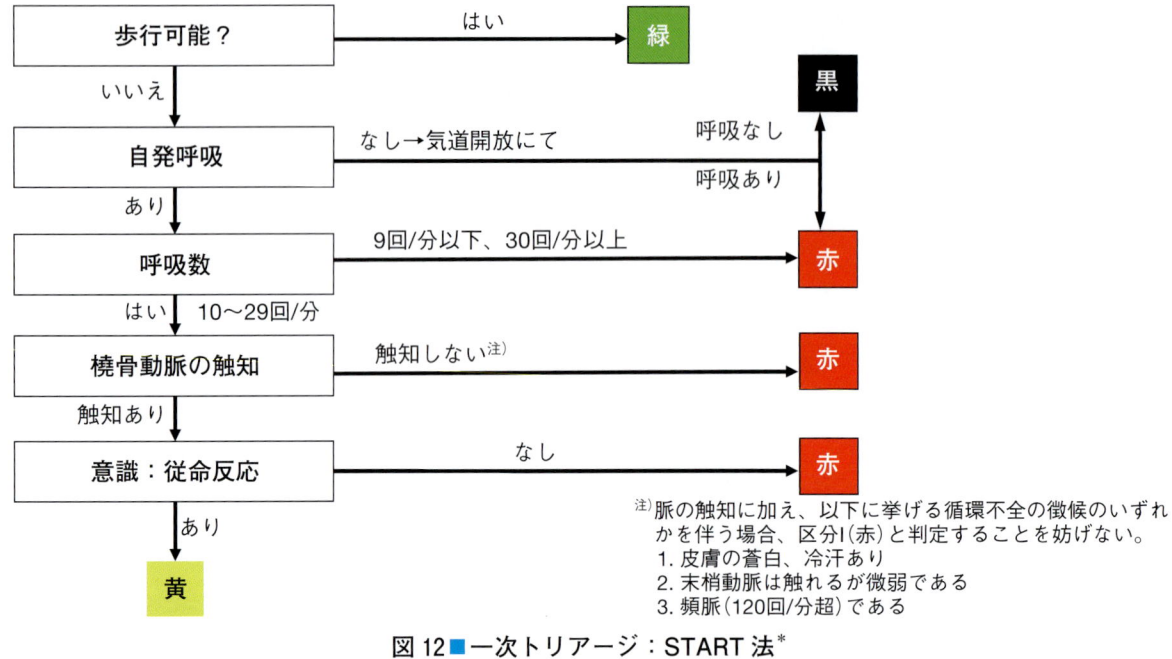

2 PAT法

PAT法は外傷の現場搬送プロトコール(Field Triage)に類似する。評価手順は四段階である(**表14、図13**)。特徴は外傷を対象とした致死的な病態を見い出すための解剖学的評価を行う第二段階にある。内科疾患に関する評価項目はないが、受傷機転による第三段階、災害弱者を考慮する第四段階を有している。これらの評価を総合的に判断し、治療の優先順位決定の一助とする。

表14■PAT法の手順(可能な限り、迅速に行う)

1	第一段階：生理学的評価
2	第二段階：全身観察による解剖学的評価
	↓
	1・2で該当する異常があればトリアージ区分Ⅰ(最緊急治療群)
	↓
3	第三段階：受傷機転による評価
4	第四段階：災害時要援護者(災害弱者)の評価

第一段階：生理学的評価

意識	JCS 2 桁以上、GCS 8 以下
呼吸	30/分以上、9/分以下
脈拍	120/分以上、50/分未満
血圧	sBP 90 未満、200 以上
SpO$_2$	90％未満
その他	ショック症状
	低体温（35℃以下）

第二段階：解剖学的評価

（開放性）頭蓋骨骨折
頭蓋底骨折
顔面、気道熱傷
緊張性気胸、気管・気道損傷
心タンポナーデ
気胸、血気胸、フレイルチェスト
開放性気胸
腹腔内出血・腹部臓器損傷
骨盤骨折
両側大腿骨骨折
頸髄損傷（四肢麻痺）
デグロービング損傷
クラッシュ症候群
重要臓器・大血管損傷に至る穿通外傷
専門医の治療を要する切断肢
専門医の治療を要する重症熱傷

いずれかに該当すれば区分Ⅰ（緊急治療群）赤

第三段階：受傷機転による対応

評価など	傷病状態および病態
受傷機転	体幹部の挟圧 1 肢以上の挟圧（4 時間以上） 爆発 高所墜落 異常温度環境 有毒ガス発生 特殊な汚染（NBC）

いずれかに該当すれば区分Ⅲ（軽症群）緑 から区分Ⅱ（非緊急治療群）黄 に変更する。

第四段階：災害時要援護者（災害弱者）の扱い

小児
妊婦
基礎疾患のある傷病者
高齢者
旅行者
外国人（言葉の通じない）

該当すれば区分Ⅲ（軽症群）緑 から区分Ⅱ（非緊急治療群）黄 への変更を考慮できる。

図13 ■ 二次トリアージ：PAT 法

3 トリアージタグ

トリアージ区分はトリアージタグを用いて表示する（図14）。わが国のトリアージタグは以前は多種多様であったが、平成 8 年 3 月 12 日厚生省健康政策局指導課長通知（指第 15 号）により統一された。

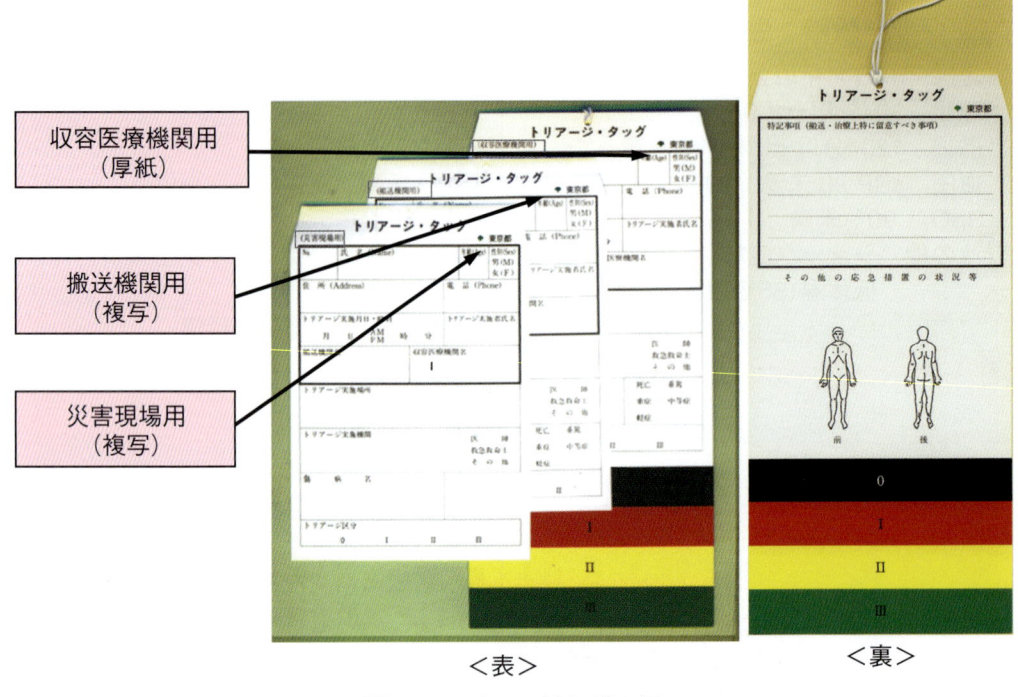

図14 ■ トリアージタグの例

　現行のトリアージタグは固有のIDを有さないため、トリアージ実施機関ごとにトリアージタグ番号が識別できるような工夫を必要とする。
　トリアージ区分はタグに記録するが、同時に通称もぎり部分というタグ下方の帯の最外側の色により表示される。トリアージ区分が正しく表示されるよう、必要に応じて切り取る。
　混乱した中での記入は困難を伴うが、傷病者の経過記録としてのトリアージタグの意義は大きい。記入項目の中で最も重要な項目はトリアージ区分である。この記載がなければトリアージタグの意義はない。次いで判定した時間と判定者である。トリアージ区分0(黒)は治療の優先順位が遅くなるため、後の状況説明に支障をきたさぬよう、確実に記入しなければならない。
　状況によりすべてを一度に記載できるとは限らず、現場救護所や初療室からの搬出までには記入が完了するよう心がける(記載法の詳細は「5．災害現場の医療(トリアージタグの記載)」37頁参照)。
　トリアージタグの装着は原則として右手首とし、損傷・切断などの場合、左手首→右足首→左足首→首の順に行う。衣服や靴などへの装着は逸脱の可能性があるため避ける。

4　トリアージの法的倫理的問題

　米国やカナダでは「よきサマリア人法」により、一般人の善意による応急処置などを行う者が法的に守られている。わが国には類似の法律はなく、また、業としてトリアージを実施する者を守るための法律が整備されていない。このような問題に関する協議が必要である。

(森野一真)

■ 参考文献

1) Pickard A, Karlen W, Ansermino JM：Capillary refill time；is it still a useful clinical sign? Anesth Analg 113：120-123, 2011.
2) Lerner EB, Cone DC, Weinstein ES, et al：Mass Casualty Triage；An Evaluation of the Science and Refinement of a National Guideline. Disaster Medicine and Public Health Preparedness 5：129-137, 2011.

＜トリアージ「黒」について＞

「救急隊員がトリアージ黒（死亡群）を付けてよいのですか？」という質問が多いので論点を整理する。トリアージは、傷病者の数や重症度が対応能力に対して圧倒的に凌駕する「災害」が宣言された状況において、最大多数の傷病者の救命・良好な予後を求めることを目的とすることは既に述べたとおりである。処置・搬送の順位を「赤」「黄」「緑」「黒」のカテゴリーとして明示する。救命の可能性がない「黒」傷病者に「赤」を付けて病院に運ぶことは誤りである。それは救命可能な「赤」の対応が遅れることにより"防ぎ得た災害死"をきたす可能性があるからである。

重要なことは、**「黒」は不搬送ではない**ということである。つまり「赤」「黄」「緑」の後、または「赤」「黄」の後に搬送を行うことを意味している。**「黒」と判定されても医師による死亡診断が行われない限り、あるいは社会死でない限り病院に搬送する必要がある。**

最近では、ドクターヘリ、ドクターカー、DMATなど、災害現場に医師が赴くことが可能となったため、救急隊員により「黒」と判定された傷病者に対して医師が死亡診断を行えることが多くなりつつある。医師が死亡と診断すれば「遺体」となるため、病院に搬送せずに警察に引き渡すことができる。

最近では、病院において死因の同定や捜査の目的に死後のCTが行われることも増えてきており、Aiと呼ばれていることは周知のとおりである。多数遺体が発生する災害時の対応について、警察の求めに応じて遺体を病院に搬送しAiを行うことなどを含め、警察、消防、行政や医師会などと事前に協議しておく必要がある。

<小児のトリアージ>

わが国では、一次トリアージとして START 法を用いることが多い。米国の SALT (Sort, Assess, Life-saving interventions, Treatment and/or Transport triage)、オーストラリアの Care Flight(Flite) Triage も年齢にかかわらず同一の方法が用いられている。小児の生理学的指標の正常値は成人とは異なるため、生理学的指標を評価指標として用いる方法ではオーバートリアージ(緊急度を実際より高く見積もる)に傾く。小児以下の生理学的指標を用いた方法には Jump START(図 15)や Broselow® Pediatric Emergency Tape(図 16)の利用などがある。一方、SALT のように生理学的指標としての数値を用いない方法であれば年齢の影響は受けない。

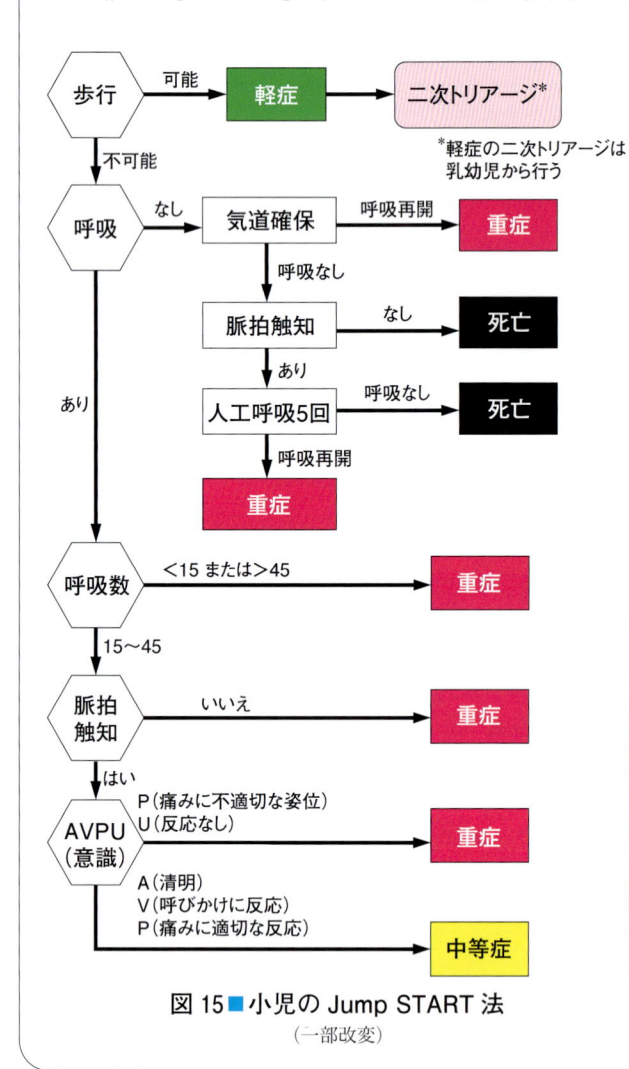

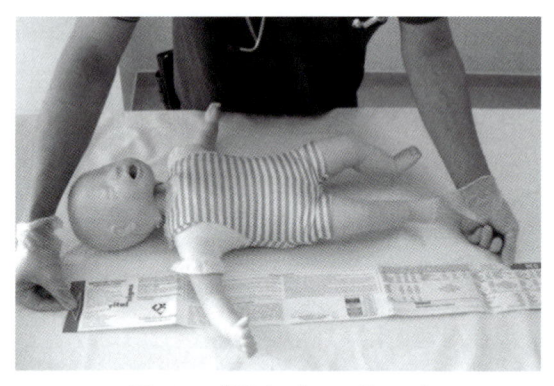

図 15 ■ 小児の Jump START 法
(一部改変)

図 16 ■ ブラウズローテープ
(写真提供:六車　崇先生による)

<SALT>

SALT(Sort, Assess, Life-saving interventions, Treatment and/or Transport の略)triage は、2009 年に米国 CDC が発表した一次トリアージである。トリアージ区分は「救命困難例(Expectant)」を加えた 5 区分で、アルゴリズムに LSI(Life Saving Intervention の略)と称する緊急処置(大出血制御、気道確保、緊急脱気、自動拮抗薬注入器の使用)を挿入し、医療従事者が行う。

chap. 5 災害現場の医療（トリアージタグの記載）

CSCA**T**TT

● はじめに

　全国統一のトリアージタグが策定される以前は、消防や日本赤十字社をはじめとする各機関がそれぞれ独自のタグを作成していた。1994年の名古屋空港中華航空機墜落炎上事故の際には、このため数種類のタグが混在して使用され、しかもそれらのトリアージ区分を示す識別色ラベルの配列順がまちまちだったため、混乱をきたしたといわれている。この事故をきっかけにトリアージタグの全国統一化が推進され、1995年の阪神・淡路大震災も後押しし、統一様式が1996年に当時の厚生省から公表された。これが現在、全国の各組織で採用されているものである。

　しかし、その後の訓練や実践を経て、**表15**のような問題点が指摘されるようになっている。

　本稿では、これらの問題を回避しながら現行のタグを使いこなすための対処法を提案する。

表15 ■ 現在使用されているトリアージタグの問題点
- 1回だけの記載を前提にデザインされており、訂正・追記に適さない。そのため実際に使用するためには、別個にルールを設ける必要がある。
- タグ固有のID番号がなく、機関ごと・現場ごとに番号を付けることになる。そのため、同一番号のタグが重複して発生する。
- 傷病者の移動を追跡すること（トラッキング）に適さない。
- レイアウトや材質への配慮が不十分で、実災害の現場で使用するには使い勝手が悪い。

1 トリアージチーム

　トリアージの判定から記載まですべてを1人で行うことは、時間がかかり過ぎて非効率的であると、過去の多数傷病者事案や実災害、訓練などで指摘されてきた。さらに、実災害のトリアージタグの記載状況の検討では、適切な記載がなされていないことが課題として挙げられている。トリアージタグの記載を充実したものにするためには、2名1組（バディーシステム；buddy system）で活動し、観察・判定と記録を別々に担当することを推奨する。

2 タグ記載上の注意事項

　タグはトリアージ区分を明示するのが第一の目的だが、その一方で災害時の救急隊活動記録・救急救命処置録や診療録（カルテ）としての側面をもつ。タグへの記載内容が、以後の災害医療の全過程を左右しかねないことを銘記すべきである。記載は簡潔・明瞭にし、情報共有を多職種で行えるようにするため特殊な表現・略語や専門的過ぎる用語は避ける。記載は記録担当者が行い、判

定担当者は観察と判定に専念する。
　記載には、ボールペンを使用する。水性のサインペンや万年筆は、液体汚染によりにじみやすいので避けるべきである。複写部分では筆圧がかなり必要であり、軟らかいタッチでは3枚目まで記載が写らない。そのためフェルトペンなどは適さない。さらに、追加・修正が可能なようにスペースを残して書く。
　トリアージ区分と根拠となる所見を記載することは、必須である。しかし最初から完全無欠を目指す必要はなく、不明の項目は空欄のままでよい。情報は得られた時点で徐々に加筆していき、タグは現場救護所内、もしくは病院搬送開始時までに完成させる。
　また、活動に伴って汚染・破損が起き得る(**図17**)。粗雑な取り扱いは避ける。

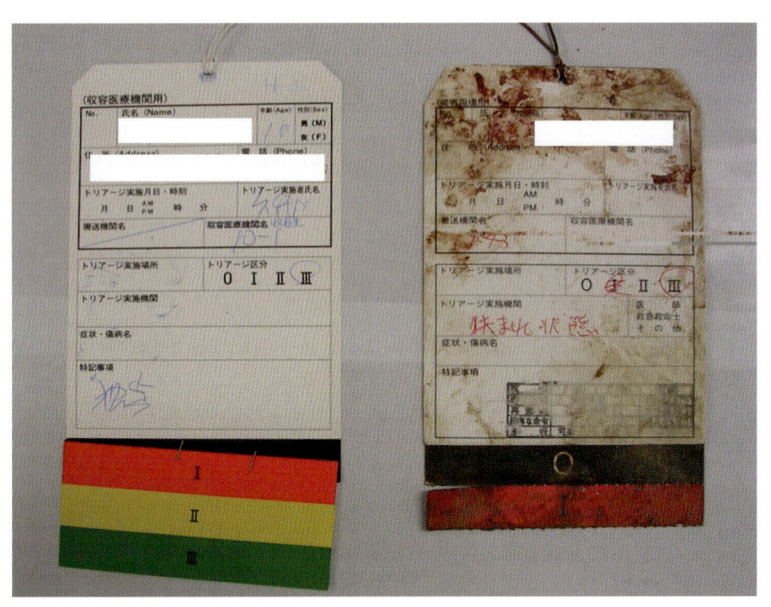

図17■破損・汚染したタグ
(JR福知山線脱線事故、2005年4月25日。提供：兵庫医科大学)
左：破損した病院タグ。「独歩」と記載されているのに、識別色ラベルは「黒」となっている。赤色以下の部分はおそらく手荒な扱いにより離断したと思われるが、後日発見され一緒に保管された。
右：現場タグ。血液による汚染がひどく、記載事項が読み取りにくい。

3 タグの記載内容の変更

　タグは1回だけの記載を前提にデザインされており、訂正・追記への配慮はなされていない。そのため使用には、別個にルールを設ける必要がある。

1 訂正・追記(図18)

　誤記を訂正する場合(氏名の誤り、診断名の訂正など)は、二重線で抹消して下部に修正記載する。この際、抹消した部分を塗りつぶしたり、訂正用テープやホワイトなどを使用して読めなくしてはならない。訂正を受けた記載内容も、必ず後から読み取れるようにしておく。
　トリアージは繰り返し行われるため、その度ごとに追加記載が必要になる。容態が変化した場

合も、前の記載に追記する。しかし追記の場合は訂正とは異なり、抹消せず並列あるいは下方に追加記載していく。

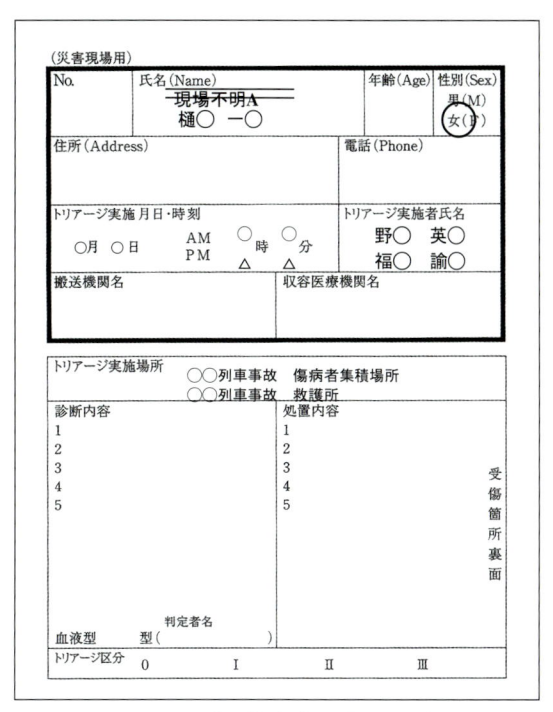

図18■タグ記載内容の訂正と追記

傷病者氏名欄では、当初不明であったものの後に「樋○一○」というフルネームが判明したので、前者を二重線で抹消して訂正がなされている。
一方、訂正でなく追記の際は、本図では、
・一次トリアージが、「○月○日○時○分」に「野○英○」により「○○列車事故現場傷病者集積場所」でなされた。
・二次トリアージが、さらに「△時△分」に「福○諭○」により「救護所」でなされたことを示している。

2 重症化（図19）

再トリアージにより重症化が確認された場合、まず旧トリアージ区分に×を付ける。次に新たに判定したトリアージ区分に○を付け、識別色ラベル部のもぎりを追加する。変更者の氏名と時刻を、訂正した部位の近傍に追加記載する。

3 軽症化（図20）

新たなタグを追加し、旧タグには大きく×を付けたうえで除去はせず装着を続けるということがルール化されている。この場合は、再トリアージを実施した者の氏名と時刻を以下の3ヵ所に記載することが必要となる。
①旧タグの「時刻」「実施者」の欄
②旧タグの「トリアージ区分」の付近
③新しいタグの「月日・時刻」「実施者」の欄

以上 1～3 の手順は煩雑に映るかも知れない。しかし、医療機関で要求されている紙カルテ記載のルールに準拠したやり方である。

図19■トリアージ区分の変更：重症化した場合

再トリアージにより、重症化(Ⅱ：黄→Ⅰ：赤)が確認された場合の記載法。トリアージ区分に×を付け訂正し、識別色ラベル部のもぎりを追加して黄色から赤表示とする。変更者の氏名と時刻の追加記載をそれぞれの欄に行うが、それに加え「トリアージ区分」欄付近にも記載が必要となる。

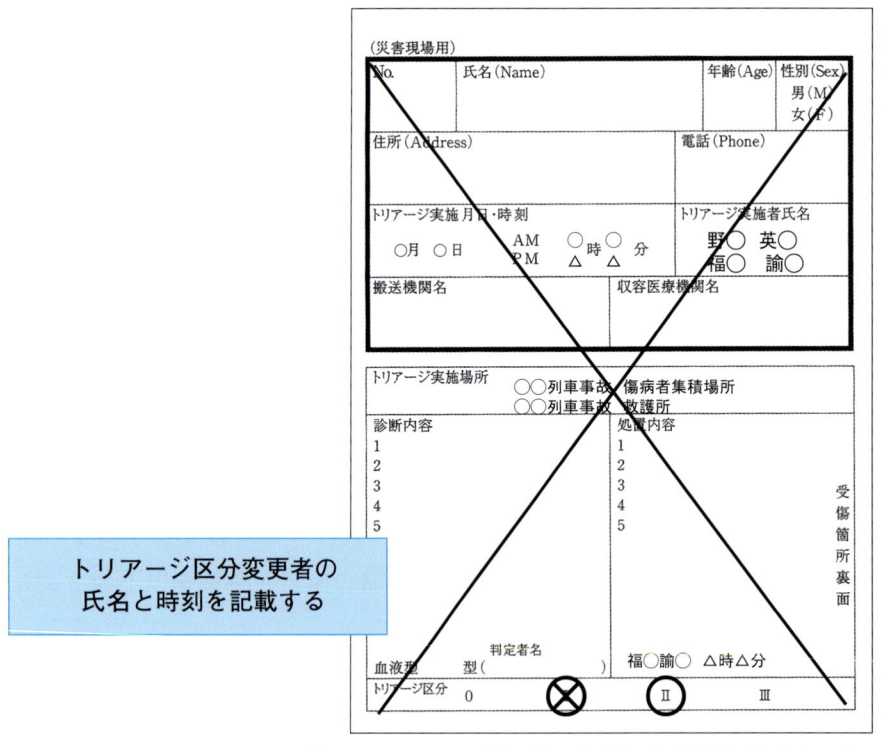

図20■トリアージ区分の変更：軽症化した場合の旧タグ

軽症化が確認された場合(赤：Ⅰ→黄：Ⅱ)は、新たなタグを追加し、旧タグには大きく×を付けるが除去はしない。

5 | 災害現場の医療（トリアージタグの記載）

4 具体的な記載手順

　現場活動の際には、現場到着前に事前にわかっている項目を記載しておくとよい。活動が始まっても、タグの全項目を一度にうめる必要はない。記載できる項目は場面ごとに変わっていくので、情報は順次充実させていく。また、傷病者の個人情報を取得し記載するのは、意外と手間がかかる。場面ごとで必要かつ最小限の記載にとどめ、医療機関への搬出時までに完成させることを目指す。一方、軽症で筆記ができるような傷病者には、自分で個人情報を記載してもらってもよい。

1 事前記載（現場到着前）

　No.、トリアージ実施者名（判定担当者名を用い記載担当者名は避ける）、トリアージ実施月日などは、現場到着前にあらかじめ記載しておくことができる。さらにタグによっては、実施者の所属機関や職種などの欄が設けられているものもあり、これらの項目も事前記載が可能である。

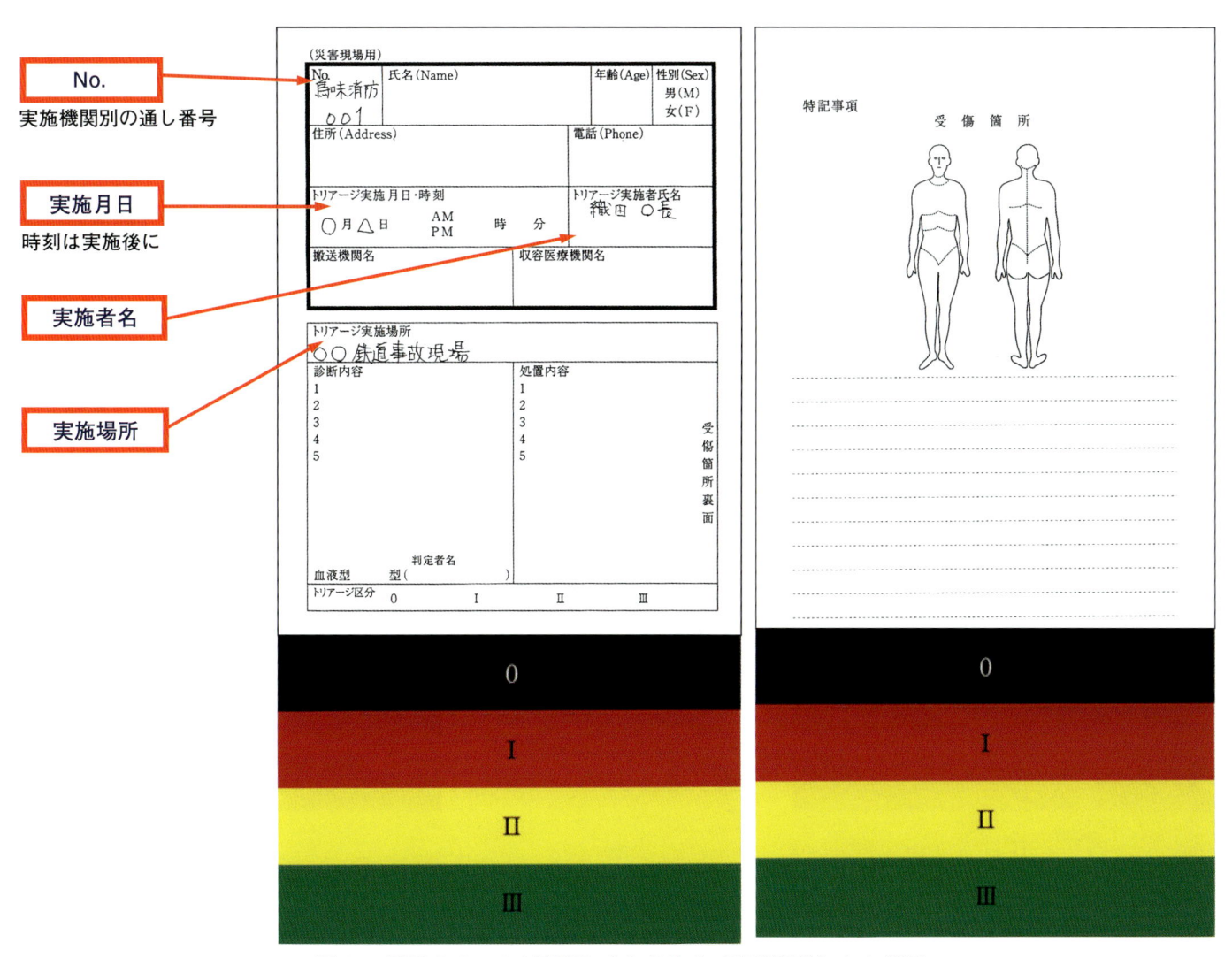

図21 ■ 消防のチームが現場に向かう途中で事前記載したタグ例
　矢印で示した部分が、現場到着前に記載できる項目である。

41

No. については、通し番号だけを記載したのでは複数の機関が同じ番号を用いた場合どこのタグかわからなくなるので、タグの帰属が容易に把握できるような記載を工夫する。トリアージ実施場所も大まかに記載しておく。場所の詳細は、後刻追記すればよい。

図21〜25は、列車事故においてトリアージタグが徐々に完成されていく過程を示している。なお記載の際には、追記・訂正が後で生じることを前提として、欄内下部にスペースを空けておくよう心がける。

2 傷病者集積場所での記載(図22)

傷病者集積場所では、一次トリアージが実施される。タグにはトリアージ区分、その判断の根拠となった所見、実施時刻を必ず記載する。傷病者の個人情報については、記載の迅速性を重視して氏名・年齢(推定でもよい)・性別程度にとどめてよい。

トリアージ区分は、識別色ラベル部分をもぎると同時に、数字欄の該当部分に○を付すことでも表示する。もしラベルが破損しても、数字で確認することが可能となる。

実施場所欄には、詳しい場所情報を追加記載する。特記事項欄には、傷病者の発見・救出時の状

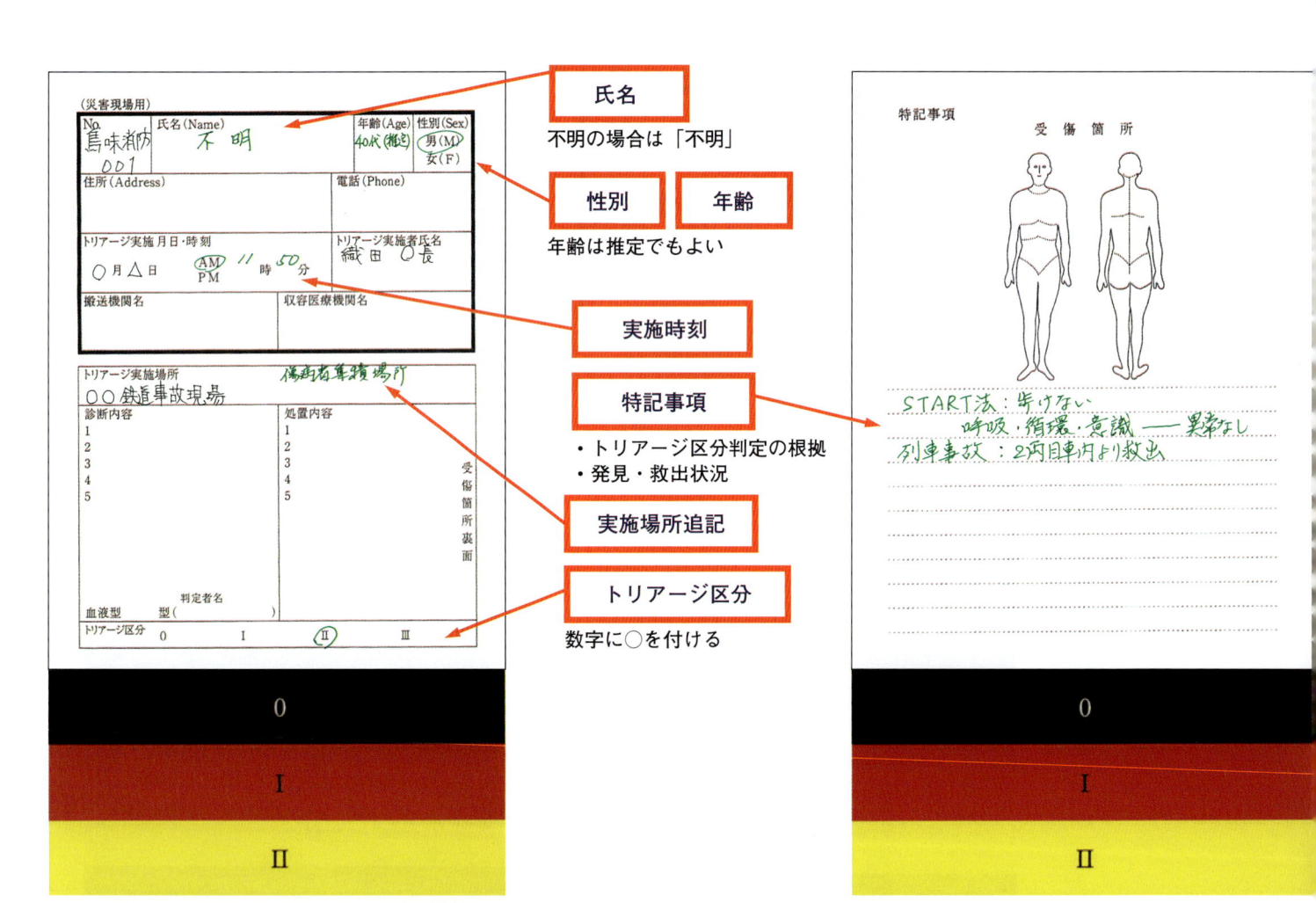

図22 ■ 傷病者集積場所でSTART法が実施された場合のタグ

矢印で示した部分が、追加記載される項目である。推定40歳代の男性が、区分Ⅱ(黄)と判定されている。特記事項欄には、判定の根拠と救出時の情報が記載されている。
(追加記載は本来はすべて黒ボールペンで記入するのが望ましいが、区別がつくよう図中では文字の色を変更している)

5 災害現場の医療（トリアージタグの記載）

況も記載する。後方に傷病者が移送されていくにつれて、この種の生々しい情報は得られにくくなるからである。

一次トリアージは判定とタグ記載を合わせ 30 秒以内に終えることを目指す。

3 現場救護所搬入時や医療処置がなされた場合の追加記載

現場救護所の搬入エリアでは、二次トリアージが実施される。PAT 法が実施された場合、トリアージ区分、その根拠となる観察所見、実施時刻、実施場所の詳細、実施者名（一次トリアージとは異なる者が担当すると思われる）に加え、傷病名（疑い病名でもよい）も記載する（図23）。

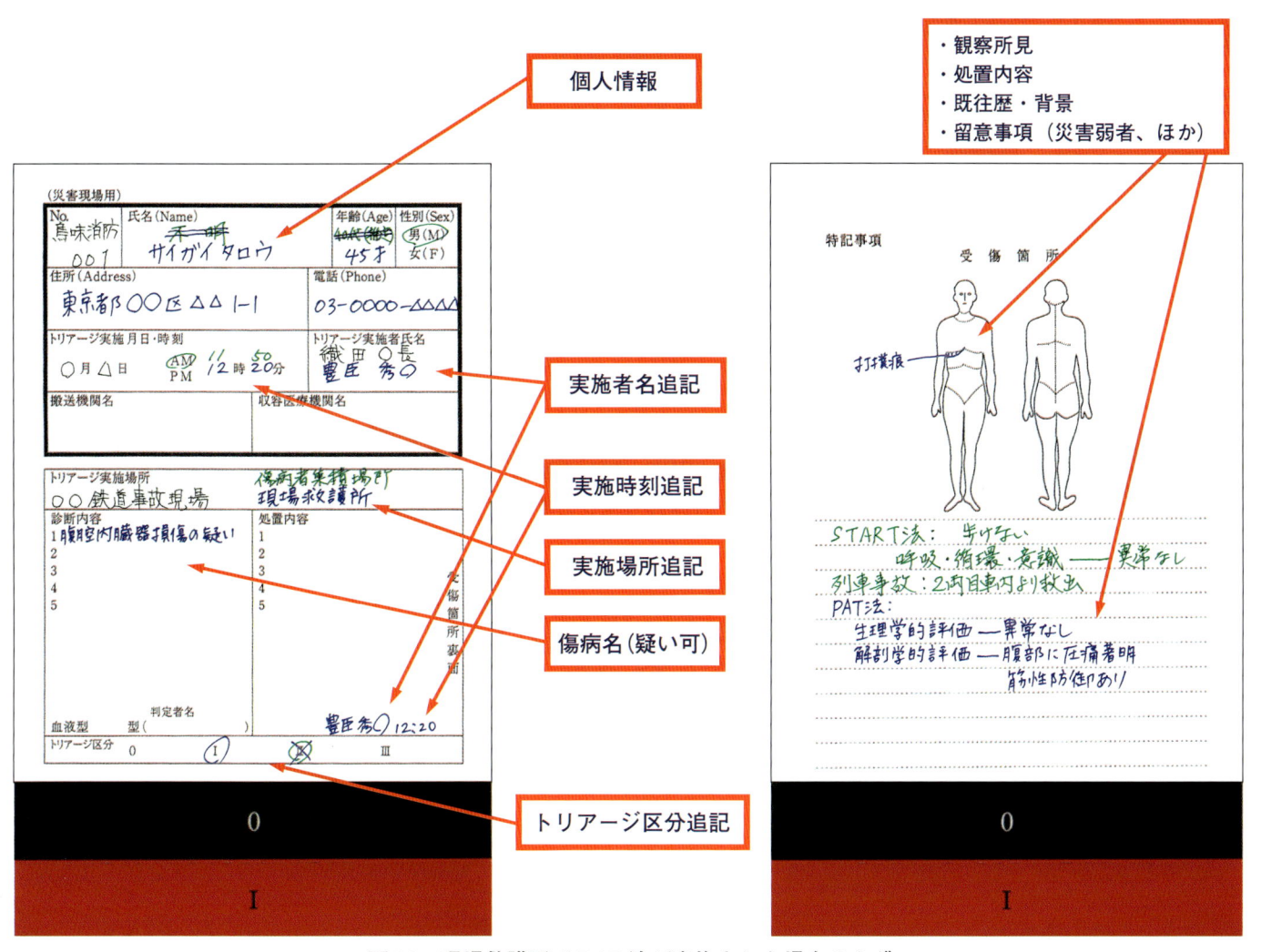

図23■現場救護所で PAT 法が実施された場合のタグ
矢印で示した部分が、追加記載される項目である。解剖学的評価によって、トリアージ区分はⅡ（黄）からⅠ（赤）へ変更されている。
氏名・年齢・連絡先の情報が得られ、特記事項欄には判定変更の根拠、身体所見などが記載されている。
（追加記載は本来はすべて黒ボールペンで記入するのが望ましいが、区別がつくよう図中では文字の色を変更している）

現場救護所で医療処置が実施されたときは、その内容を簡潔に記載する。詳しい個人情報、既往歴などが得られれば順次記載していき、情報を充実させていく。災害弱者など、特に留意すべき事項も、この段階で記載する。バイタルサインの変化など注意が必要な情報があれば、「特記事項」の欄に記載する（図24）。

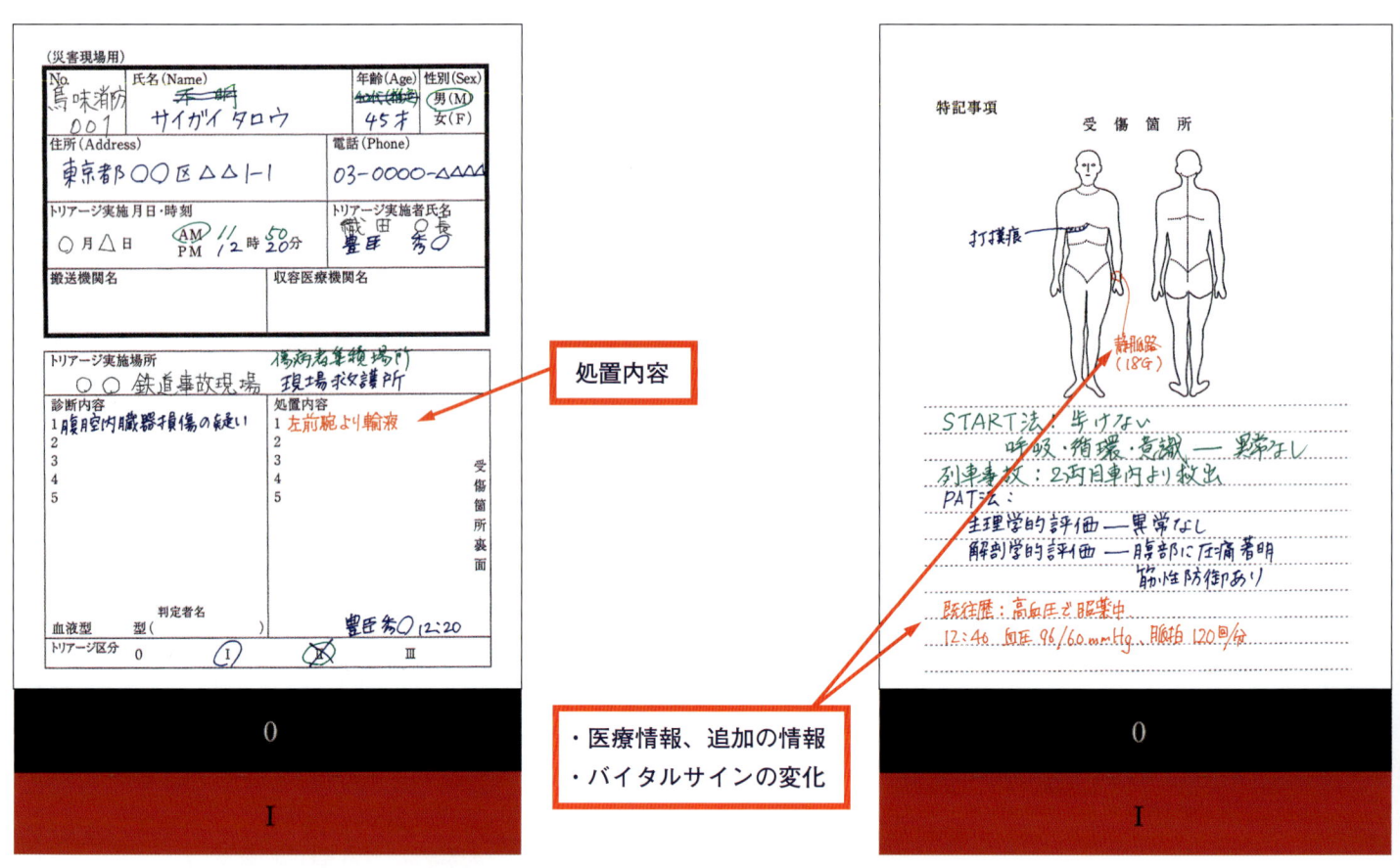

図24 ■ 現場救護所で医療処置が実施された場合のタグ
処置内容や既往歴、搬送待機中に測定されたバイタルサインが記載されている。
（追加記載は本来はすべて黒ボールペンで記入するのが望ましいが、区別がつくよう図中では文字の色を変更している）

4 現場救護所搬出時の記載(図25)

搬送機関名と収容医療機関名、その確認者の氏名と決定時刻を追加記載する。
このようにして、現場救護所から出発するときまでに、タグを完成させる。

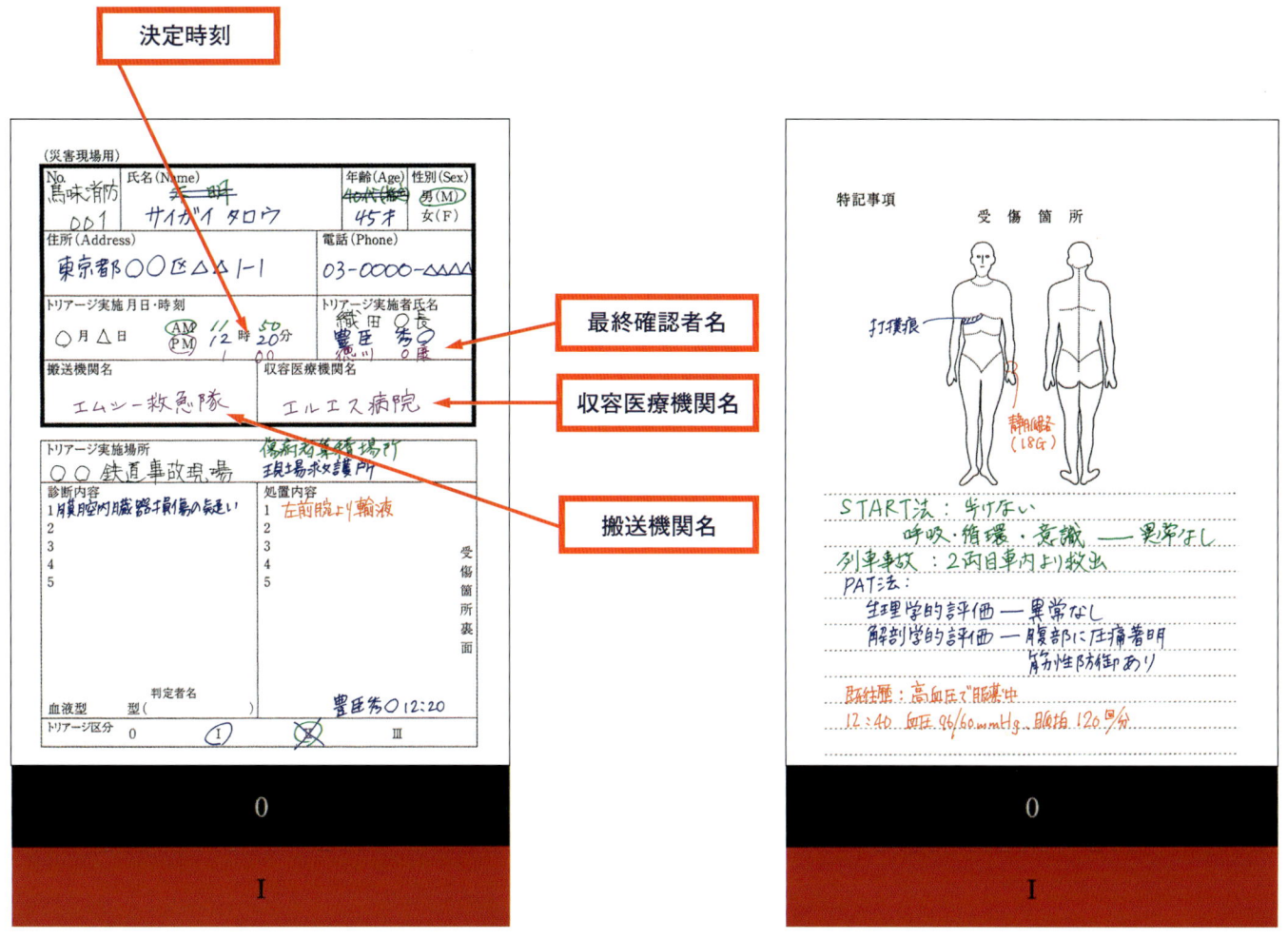

図25 ■ 現場救護所の搬出エリアで、搬送機関と収容医療機関が決定され、完成したタグ
矢印で示した部分が、追加記載される項目である。
(追加記載は本来はすべて黒ボールペンで記入するのが望ましいが、区別がつくよう図中では文字の色を変更している)

〈参考〉

chap.3「災害現場管理」(23頁)にあるように、4枚つづりのトリアージタグが作成されている。市販品の1例を図26に示す。従来の3枚つづりのタグの上に、本体と同サイズの複写用紙が1枚追加されている。この4枚の運用を工夫することで、現場での傷病者情報集約に資することを目指している。

● おわりに

現行のトリアージタグの問題点を認識したうえで、これらを回避しながらタグを使いこなすため、以下の対処方法の提案を行った。

▪ トリアージを行うチーム編成。

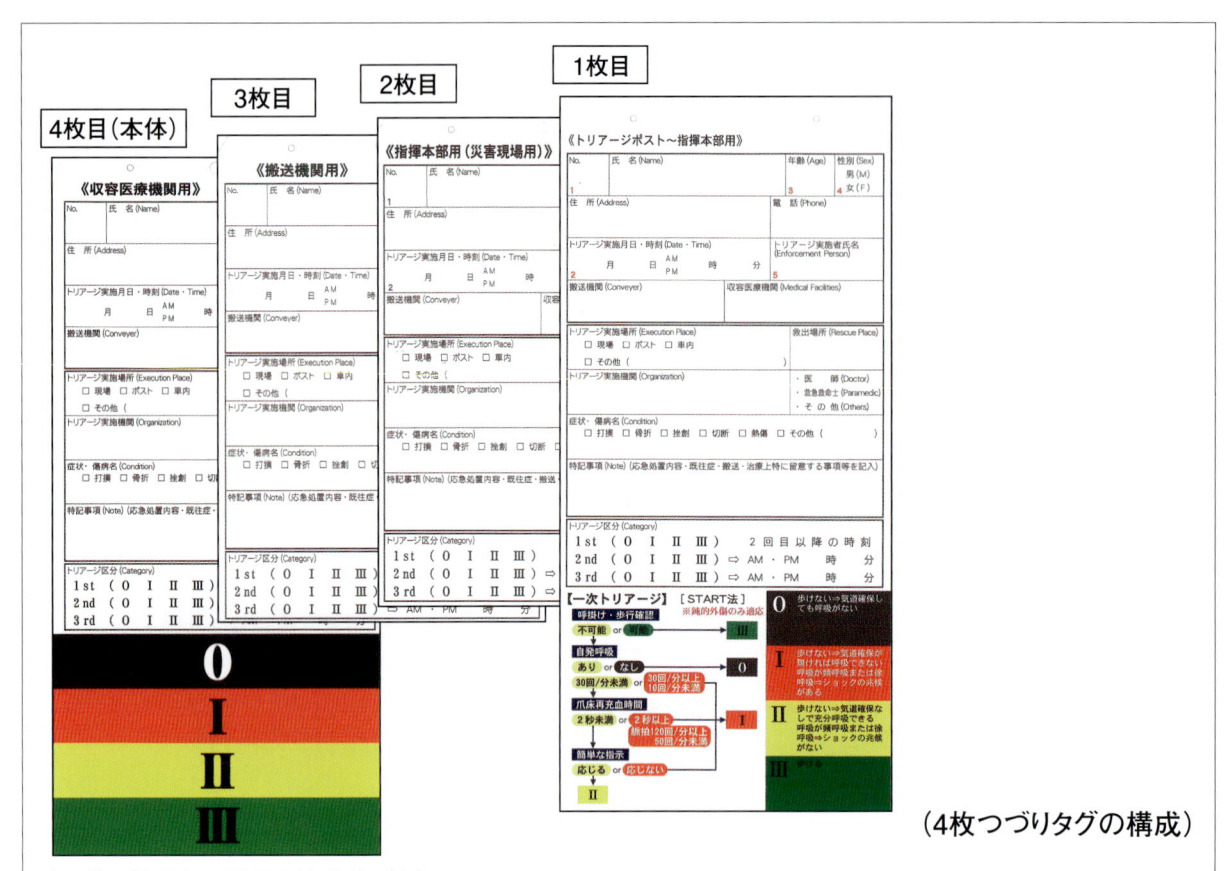

〈タグの構成と、現行の決まりごと〉
複写部分ははがして保管されるが、それぞれの場所と担当機関はその都度確認するのが望ましい。
下端の色識別ラベルをもぎる。

「特記事項」の部分は、地域・機関によりさまざまなバリエーションがある。そのため被災地や事故現場では、細部の異なるタグが混在する可能性がある。

図26■4枚つづりのトリアージタグの1例
2～4枚目は従来のタグの様式を踏襲している。本例では使用場所として1枚目に「トリアージポスト～指揮本部用」、2枚目に「指揮本部用(災害現場用)」、3枚目に「搬送機関用」、4枚目(本体)に「収容医療機関用」と記載されている。また1枚目の下部にはSTART法のアルゴリズムが印刷されている。

- トリアージタグを記載するうえでのルール。
- トリアージタグを効率的に記載するための方法。
- トリアージの段階・実施場所によるタグ記載内容の相違。

(久保山一敏)

chap.6 災害現場の医療（治療）

CSCAT**T**t

1 現場治療＝安定化治療（処置）

1 なぜ現場治療が必要なのか？

　通常の医療は、病院において行われる。医療資機材やスタッフが最も充実していて、患者に対して最もよい医療が提供できるからである。しかしその前提として救急車による迅速な搬送がある。平時であれば緊急性が高いかまたは重篤な患者は、救急隊によって早期に観察評価されて適切な医療機関へ搬送される。これを「ロード ＆ ゴー（L ＆ G）」と称して JPTEC（Japan Prehospital Trauma Evaluation and Care）™などの標準的対処法として教育、普及がなされている。重症・重篤な患者を早期に医療機関へ搬送して、早期に適切な医療を実施することが、救命はもとより、よい予後を引き出すカギとなる。しかし、多数傷病者事案ではこの前提が崩れることがある。緊急度・重症度が高い傷病者が複数発生した現場に、十分な数の救急車が配置できるとは限らないためである。わが国の消防組織は市町村が運営主体である。10 台以上の救急車を所有する消防局、本部がいくつあるだろうか。結果的に緊急性が高い患者であっても長時間現場に滞在せざるを得ない状況が発生することになる。このような実例は過去の多数傷病者事案の報告書をみても明らかである。こうした問題を解決するために、医療スタッフと医療資機材を現場へ持ち込んで医療を展開するという発想の転換が求められる。これこそが「災害現場での治療」が行われる理由である。

　なお、現場で医療者が活動する際には医師や看護師に任せるのではなく、救急隊も積極的に参加することが重要である。

2 病院での医療と災害現場での医療の違い

a．災害現場での治療の意義は搬送までの時間を確保する安定化治療

　いち早く病院へ傷病者を搬入して、X 線撮影、CT 検査、血液検査などを駆使して損傷部位を明確にするとともに、止血のための手術や血管造影など放射線透視下での治療（インターベンション）をすることは重要である。これを「根本治療」という。上記のように多数傷病者に対応する際には、すぐには病院での治療行為ができない代わりに現場で治療を行うことになるが、病院の中と同じ内容の医療を展開することは無理である。では、現場で行うべき治療は何か？　という問いの答えは「病院まで搬送される時間を確保する安定化治療」である。災害現場での長時間滞在が避けられないとしても、気道確保（A）、呼吸のサポート（B）、ショックなどの循環管理（C）など、生命の危機を回避する「安定化治療」を実施する。必要な止血術、手術、集中治療などの「根本治療」を病

院に到着次第、実施できるように生命をつなぎとめる最低限の治療を行うことが求められるのである。

b．災害現場での治療手順はABCDECrアプローチ

通常、災害現場の重症患者は外傷によって生命的危機に瀕している。この場合、緊急度・重症度が高い病態では気道(A)、呼吸(B)、循環(C)、意識(D)など生理学的な異常が認められることが多い。いずれの異常があるかを迅速に判断して、適切な蘇生(救命処置)を実施することで、患者は危機的な状況を脱して生命をつなぎとめることができる可能性が生まれる。ABCDに引き続き、処置観察のための脱衣と保温(E)に努め、病態の悪化防止に努める。この考え方は、平時の病院における外傷診療教育に用いられている外傷初期診療ガイドラインJATEC(Japan Advanced Trauma Evaluation and Care)™の手順のPrimary Survey(蘇生)に相当する。災害現場ならではの考えとして、身体観察だけでは診断しにくい圧挫症候群(Cr)の評価と対応が重要であり、一連の活動をABCDECrアプローチと称している(**表16**)。もちろん、現場ではX線を使用できないので、視診、聴診、打診、触診など、より一層五感を働かせた診療で判断する必要があるという特性がある。詳細は後述する。

表16■傷病者を安全に病院に到着させるための安定化治療(処置)

A：気道評価・確保(頸椎保護)
　　評　　価；気道確保の要否確認、モニタリング開始
　　処置(治療)；気道確保(気管挿管、外科的気道確保などを含む)
　　　　　　　頸椎カラーは適応に応じて装着する
B：呼吸評価と致命的な胸部外傷の処置
　　評　　価；呼吸回数・様式、SpO₂、打聴診、胸郭動揺、皮下気腫
　　処置(治療)；酸素投与(ルーチンでは高濃度酸素投与は行わない)、適切な換気、胸腔ドレナージなど、
　　　　　　　資機材不足時には三辺テーピングを考慮する
C：循環評価および心肺蘇生と止血
　　評　　価；ショックの有無(皮膚・脈の性状、血圧)、出血源検索(視診、FAST)
　　　　　　　災害時のオプションとして腹膜刺激症状の評価
　　　　　　　胸部・骨盤X線などの画像検査は行えない
　　　　　　　用手的骨盤動揺評価、両側大腿骨骨折の評価
　　処置(治療)；止血(圧迫、骨盤簡易固定など)、静脈路確保、輸液(ルーチンではない)など
D：生命を脅かす中枢神経障害の評価
　　評　　価；重篤な意識障害(GCS合計点≦8)、瞳孔・麻痺の評価
　　処置(治療)；二次性脳損傷回避＝酸素化(気管挿管、人工呼吸)
E：脱衣と体温管理
　　評　　価；体温測定と圧挫などの観察
　　処置(治療)；保温、被覆
Cr：圧挫(クラッシュ)症候群の早期認知
　　評　　価；長時間狭圧の有無、患肢の疼痛、筋力低下、運動知覚麻痺、黒〜赤褐色尿、増高T波
　　処置(治療)；厳重なモニター監視、大量輸液、炭酸水素ナトリウムの投与、高カリウム血症への対応

※赤文字は現場救護所に特有の事項

c．限られた資機材

平時の病院での診療との違いとして、「非常に少ない資機材」での対処を強いられるという特性がある。通常、現場に持ち込まれる医療資機材は医療チームが自分で持っていける分量が限度であり、新たな補充はなかなか困難であると考える必要がある。重い酸素ボンベを医療チームが自力で持参できるのは1〜2本であろう。通常の病院対応のように無造作に酸素を10*l*/分でルーチ

ンに投与していると、アッという間に底を突いてしまう。外傷患者にとって酸素投与は重要なので必要量の投与は行うべきであるが、最低限の投与を心がけることが求められる。また、通常1本の酸素ボンベから投与できる患者は1名である。特別な分配器の用意がない限り、複数の患者へ投与することは困難である。点滴などの医薬品もより一層必要最低限の投与に抑制し、頸部固定用の頸椎カラーは頸部診察の結果、圧痛など頸椎・頸髄損傷が疑われるケースに絞って使用することになる。医療チーム1隊が持参する生体モニター(心電図モニター)も1つであろう。複数の患者を継続的にモニタリングすることは困難であり、工夫として複数の電極シールを持参してモニターを必要に応じて付け替えて使用することも考慮しなくてはならない。

3 対応手順

a．準備

❶情報収集

現場での処置/治療後、患者を適切な医療機関へ適切な順番で搬送しなくてはならない。適切な搬送先選定と搬送順位の決定を「搬送トリアージ」と呼ぶ。普段勤務している医療機関の近隣で発生した災害であれば、現場周辺の地理や医療機関情報を十分に把握している可能性が高いので比較的搬送先選定がしやすい。一方、遠隔地で活動する場合には、地理的位置関係や医療機関の特性もわからないことがある。また、災害の種類や時間経過によって情報が変化するので適正な搬送選定も変化し得る。

＜あらかじめ把握すべき情報＞
- 傷病者数と医療チーム数のバランス
- 災害現場周辺の医療施設の収容、診療能力、診療特性の把握
- 消防等搬送機関能力
- 道路事情

❷現場救護所配置

現場処置/治療は時に観血的方法も行われるので、ある程度の清潔操作を求められることが想定される。消防機関によって急遽設置されるテント内で行われることが多い。この場合、搬入路、ベッドの設置、救急車両へ乗せるための搬出路など動線の確認と体制構築が求められる。

❸医療機器・器材

医療機関から現場処置/治療に必要な医療資機材を持ち込む必要がある(図27)。

生体モニター(心電図・酸素飽和度、血圧)、携帯用超音波装置、携帯用人工呼吸器、自動体外式除細動器(AED)、酸素ボンベ、吸引器、気管チューブ、喉頭鏡(ビデオ喉頭鏡)、胸腔ドレナージチューブ、輸液、注射針、尿道カテーテル、頸椎カラー、メス、ペアンなど。

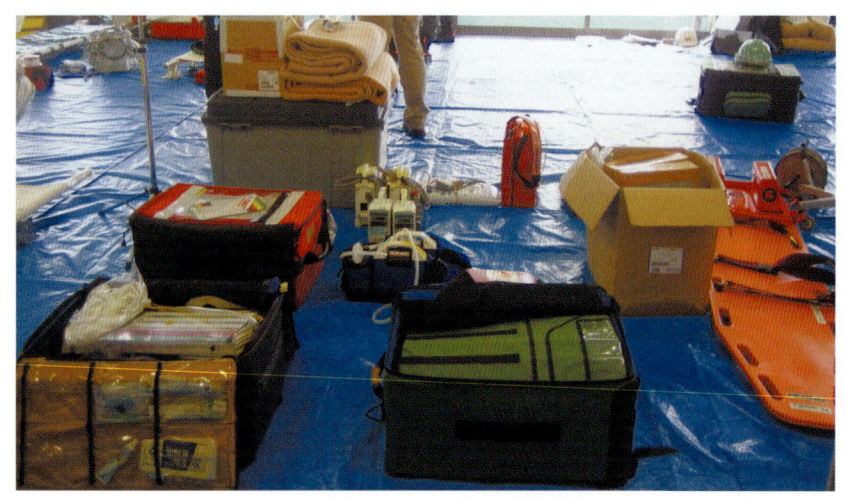

図27■現場に持ち込む資機材

b．現場処置/治療

前述したように現場救護所における医療はJATEC™のPrimary Surveyをアレンジしたもので実施される。

❶第一印象

患者に声をかけ、その反応、胸壁運動、脈・皮膚の観察から、A（気道開通）、B（呼吸）、C（循環）、D（意識）、の異常の有無を約15秒間で評価する。患者の重篤性を簡潔に判断するが、災害現場において既にトリアージがなされてタグが付いている場合には、そのカテゴリー分類で代用することも可能である。トリアージでのカテゴリーが赤の判定内容は、ABCDのいずれかに異常を認めたことを示しており、緊急度・重症度が高いことが明白なので同義とみなすことができる。

トリアージカテゴリー・赤＝重篤患者！

❷A　気道評価と確保（Airway）

患者に声をかけ、自分の耳、頬で患者の発語や息づかいを感じ取り、気道の開通状態を評価する。評価の結果、気道の開通が不十分と考えられた場合にはすぐに気道確保をする。

舌根沈下、分泌物、出血などにより気道閉塞が疑われた場合には、吸引や下顎挙上などの方法により素早く気道確保を試みる。頭蓋底骨折を疑うなど、禁忌がなければ経鼻エアウェイを挿入したり、意識障害が進行していれば経口エアウェイも有用なことがあるが、通常は経口気管挿管が選択される。災害現場では患者ベッドが低い位置であることや、術者にとって狭隘な場所であるなど十分な喉頭展開が困難な場合もあるので、ビデオ喉頭鏡の使用も考慮すべきである。高度顔面下顎損傷により喉頭展開、経口気管挿管が困難な場合には、輪状甲状靱帯穿刺・切開をすぐに施行すべきである。

緊急処置のために準備すべき備品：酸素、酸素マスク、バッグバルブマスク（BVM）、経口エアウェイ、経鼻エアウェイ、声門上気道デバイス（LMA®、LT®）、気管挿管チューブ、喉頭鏡、注射筒、注射針、メス、ペアンなど

❸ B 呼吸の評価と改善（Breathing）

　経皮的酸素飽和度の測定は、使い回しも可能なので評価法として有用である。災害現場ではX線の使用は不可能なので、呼吸状態を悪化させる病態の把握に関して五感をフルに活用し診療することが重要である。頸部、胸部の観察に対しては視診、聴打診、触診の意義がより一層求められる。低酸素状態の場合、迅速に酸素投与を開始する必要がある。

　ⅰ）フレイルチェスト：まず酸素投与開始が重要である。酸素投与だけでは十分な改善がみられない重症のケースでは、気管挿管して陽圧換気を行う ➡ 陽圧換気はバッグバルブマスク（BVM）などにより手動で換気することもできるが、長時間になると災害で人手不足の現場では人的資源の観点から不適切である。人的資源の有効活用のために携帯用人工呼吸器を用いることが有用である。しかし、携帯用人工呼吸器を豊富に複数台現場へ投入することは困難なので、複数の傷病者に使用する必要がある場合には、たとえ緊急処置によって患者状態が安定していても早期の搬送を考慮し、現場の負担を軽減化することを考えなくてはならない。

　ⅱ）開放性気胸：創部の閉鎖と別の部位からチェストドレーンを挿入して脱気する ➡ ドレーンチューブが不足した場合、開放性気胸に対する病院前外傷処置法である三辺テーピングやチェストシールで対応するなど臨機応変な対応が求められる。

　ⅲ）大量血胸：大量の出血によって肺を高度に圧排して酸素化障害が高度の場合には、チェストドレーンを挿入して呼吸改善を目指す。但し、持続出血のためにショックが進展する可能性があるので輸血ができない災害現場でのドレナージ施行は慎重に判断する必要がある。

　ⅳ）緊張性気胸：BおよびCの異常なので後述する。

緊急処置のために準備すべき備品：BVM、注射筒、注射針、メス、ペアン、胸腔ドレーンチューブ、気管挿管チューブ、喉頭鏡など

❹ C 循環の評価と改善（Circulation）

　災害現場におけるショックの認知も病院で行うことと同様であり、血圧の実測値も参考にしながら、外表出血のチェックと橈骨動脈を触知し脈圧や脈拍数の確認、また皮膚の湿潤や冷感の有無を感じ取る。活動性外出血に対しては、即時止血が必要である。病院では循環障害が発生する原因となる病態の把握のために胸部X線撮影（大量血胸の確認）、骨盤X線撮影（骨盤骨折に伴う後腹膜出血確認）を実施するが、災害現場でのX線撮影は不可能である。近年、携帯用に小型化した超音波検査装置があるので、災害現場へ持ち込まれる可能性が高い。これを用いてFAST（超音波による胸腔内出血、腹腔内出血の確認と閉塞性ショックの原因となる心タンポナーデの存在確認）は可能である。病院ではほぼルーチンに輸液が実施されているが、災害現場では限られた数量に制限されるので、酸素と同様に最低限必要な傷病者を選別して実施することになる。現場での輸血の実施は不可能なので、急速輸液療法に反応しないショック患者は早期の搬送を考慮しなければならない。

―＜JATEC™とは異なる循環評価(災害現場特有の診療行為)＞――――――――――――――

　循環障害の原因になり得る大量出血の原因部位の検索を加える。
①腹腔内出血の有無判断：FASTに加え、腹部の視診、触診にて腹部損傷の有無を確認する。
②骨盤骨折の有無判断：X線撮影ができないので触診にて圧痛や動揺性を確認する(既にトリアージタグに触診所見が記載されている場合は省略可能)。
③両側大腿骨骨折の有無判断：両側大腿骨骨折は出血性ショックの原因になるため、大腿部の視診、触診で骨折の有無を確認する。

ⅰ) 骨盤骨折：簡易固定法(シーツラッピング)(図28)

　病院ではショックを伴う骨盤骨折に対して創外固定を行って不安定性の改善を図る場合や、救急室において緊急の代用としてシーツラッピング(シーツにより骨盤部を強く内側に引き寄せ骨盤内の出血に対するパッキング止血効果を期待する)を施行する。これは骨盤骨折の中でも腸骨が外側へ広がる前後圧迫型に対して有効性があるので、通常X線写真の所見を参考にして選択して行われる。しかし、災害現場ではX線検査は施行できないので、骨盤骨折のタイプ分けは不可能である。災害現場でのシーツラッピングに関しては賛否両論が存在するが、高度の出血を伴う骨折に対し輸液療法だけでなく、考慮すべき対処法である。また、救急隊が使用する骨盤固定具の活用も考慮する。

緊急処置のために準備すべき備品：注射針、輸液、シーツラッピング用機材など

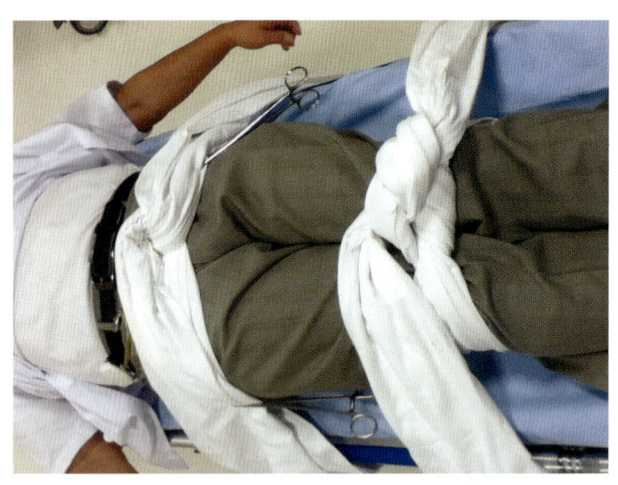

図28■シーツラッピング

ⅱ) 緊張性気胸：緊急脱気として胸腔穿刺・ドレナージ

　BおよびCの異常である。短時間で生命危機が切迫する病態なので、緊急対処として緊急の脱気が必要である。患側の前胸部第2肋間・鎖骨中線上で16G以上の太い留置針で穿刺して緊急回避を行う。引き続き第4～5肋間・中腋窩線上に28Fr以上のドレナージチューブを挿入する。穿刺だけでは確実性に乏しいので、必ずドレナージを施行すべきである。ハイムリッヒ弁構造のドレーンバッグの装着が望ましいが、ない場合にゴム手袋を切って臨時のハイムリッヒ弁を体外側のドレーン先端につくる工夫が必要である。

ⅲ）四肢大量外出血：圧迫止血・ターニケット

活動出血に対して圧迫止血が基本であるが、止血が困難な場合には、ターニケットを装着して止血を行う。ターニケットには装着時間を記載し、病院到着まで緩めたりはずしたりしないことが基本である。

❺ D　中枢神経異常の評価と改善（Dysfunction of central nervous system）

意識評価と瞳孔所見を診て「切迫するD」の存在を確認する。前述のABCに異常がない状況で、GCS（グラスゴーコーマスケール）8点以下または短時間での2点以上の低下、瞳孔の左右差の存在は頭蓋内の出血など中枢神経異常を疑う所見であり、早急な開頭手術を考慮する必要がある。災害現場での頭部CT検査や開頭手術は不可能なので、「切迫するD」の存在を確認した場合には早急な医療機関への搬送を考慮する。その際に気道閉塞やそれに伴う二次的脳損傷回避のために気管挿管により酸素化に努める。しかし、両側瞳孔散大など脳ヘルニアの完成が示唆され、回復の見込みが極端に低い場合には、ほかに搬送を優先すべき傷病者との相対的評価の中で優先度が下がることもある。

❻ E　露出と体温維持（Exposure and Environmental control）

病院では外傷患者の観察や処置を迅速に行うために早期に脱衣して全身を露出させる。災害現場において脱衣にて全身を露出することは現実性に欠ける。可能な範囲での露出で活動性出血などの損傷の確認をする。体温保護の観点から出血などで濡れた衣類の除去に努めるべきである。低体温は外傷患者の予後を悪くする重要な因子なので保温は重要である。

❼ Cr　圧挫症候群（クラッシュ症候群、Crush syndrome）の評価

身体の一部が長時間重量物に挟まれる状態から救出された後、急激に全身状態が悪化し死亡することもある病態である。病態は長時間の圧迫によって血流が途絶えるために領域の筋細胞が障害される。救出によって血流が再開することでクレアチンキナーゼ（CK）、ミオグロビン、カリウムなどの筋細胞内容物が急激に流出して、心室細動（ventricular fibrillation；VF）など致死性不整脈、急性腎不全を生じる。筋肉細胞の障害が本態なので、上肢よりも筋肉が多い下肢が挟まれることで発症しやすい。また血管透過性が亢進して大量の水分喪失による循環障害（ショック）を生じる。

ⅰ）現場での診断

長時間（2〜3時間以上の報告が多い）の圧挫という機序と、圧挫部位より末梢の神経障害（感覚喪失）より本症の存在を疑う。

ⅱ）現場治療

大量の輸液と、高カリウム血症の治療（重炭酸ナトリウム、カルシウム製剤）がまず必要である。VF出現を予測して自動体外式除細動器（AED）による除細動ができる体制をとることが必要である。但しいったんVT/VFを生じた場合、たとえAEDで除細動できたとしても再発性であり、災害現場における負担は大きい。救出時から大量の輸液や高カリウム血症対策を行って発症を予防することが重要であり、必要時には透析や集中治療管理ができる医療機関へ早期に搬送すべきである（78頁参照）。

2 パッケージング：救護所から病院へ迅速に搬送できる準備

1 パッケージングの意義

病院の診療ではPrimary Surveyに引き続きSecondary Surveyとして種々の画像診断を含めて解剖学的に損傷部位を探して根本治療を行うことになるが、前述したように災害現場では根本治療はできない。よってSecondary Surveyは行わず、現場処置/治療により安定化を図った後に、緊急搬送車両、ヘリコプターなど搬送体制が確保され次第、迅速に搬送することが求められる。そのためには素早く搭乗させ、病院まで安全に搬送できる事前準備をしておくことが欠かせない。配慮すべき事項として、①体温喪失、②搬送中の振動、③搭乗や移動に伴う転落、④チューブ・ドレーン類の事故抜去、など、搬送中の危険因子がある。特に災害時には病院までの搬送に医師が同乗できる可能性は低いので、搬送中の安全確保も含めた種々の準備を完了させておくことが求められる。こうした一連の必要行為の評価と実施を「パッケージング（packaging）」と呼ぶ。

2 パッケージングの進め方

❶保温・被覆
現場処置/治療に際して可能な範囲での脱衣を実施するが、外傷患者の予後不良因子となる低体温を防止していくことが必要である。大量の血液で汚染した衣類や水に濡れた衣類は体温を喪失するので早期の脱衣をしたうえで、毛布などで被覆して保温に努める。

❷ガーゼの固定
現場処置/治療として活動性出血部位はガーゼの上からの圧迫止血を施すが、長時間の移動と体位の変換や振動に対処するためにガーゼをテープで固定する必要がある。

❸頸椎損傷の有無の評価とカラー固定
平時の医療では外傷患者に対してルーチン使用しているが、資機材不足の現場では装着すべき傷病者を選定する必要がある。頸部観察にて後頸部痛、四肢麻痺、頭部顔面損傷の存在などから頸椎カラー適応を判断する。また、脊髄損傷が疑われる場合には、可能ならばバックボードやスクープストレッチャーなどを用いた全身固定を事前に行って救急車に迅速に搭乗させることができるように準備しておくとよい。この場合、患者を乗せる救急車に搭載されているバックボードやスクープストレッチャーと交換して次の患者に備える配慮が求められる。

❹骨折部位の副木固定
四肢観察で骨折が疑われた場合、副木固定をしてすぐに移動できるようにする。副木固定によって患者の疼痛は軽減されるとともに、出血の予防にも効果がある。

❺点滴・ドレーン類の固定

種々の処置によってドレーンや点滴が実施されている場合、移動に伴う事故抜去が生じないように固定の補強や確認に努める。例えば胸腔ドレーンチューブは引っかけたり引っ張られて抜けてしまうことがある。抜けると急に生命の危険性が高まるので念入りな固定が望まれる。

❻鎮痛・鎮静

外傷患者では長時間の搬送中、疼痛が不穏や呼吸障害の原因になるので鎮痛薬の使用が考慮される。しかし、鎮痛によって呼吸抑制や血圧低下を招くこともあるので注意が必要である。また、気管挿管・人工呼吸患者や意識障害、不穏患者では必ずしも医師が同乗しない車内での不穏や体動は非常に危険なので、あらかじめ鎮痛・鎮静を避けられないことが想定される。

3 患者移動手段（図29）

救急車やドクターヘリなどへ患者を搭乗する場合には専用のストレッチャーを用いるが、一般車両や消防防災ヘリなど患者搬送専用の装備がない場合も想定しておく必要がある。この場合、2本の棒に厚手の布を張っただけの簡単な担架や、ターポリン担架と呼ばれる布の両端に搬送者が把持する取手が装着されている器具を用いることがある。この場合、4人以上の人員で搬送することになるが、患者姿勢は斜めに傾くことがあり、転落の危険があるので固定バンドがある場合には必ず使用する。このように、患者が搬送専用の台へ固定されていない場合には、特に細心の注意を払う必要がある。

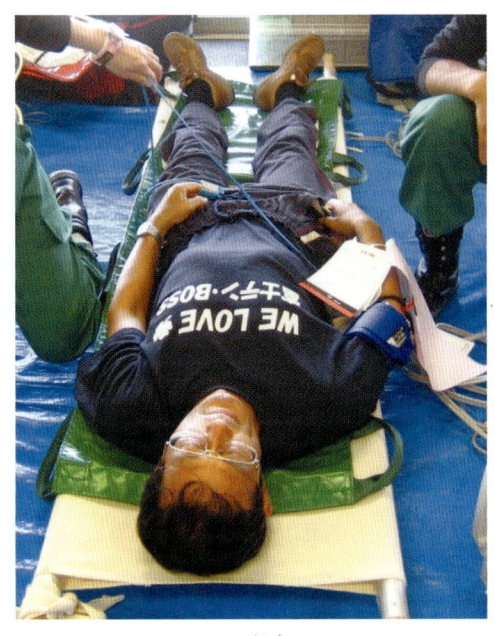

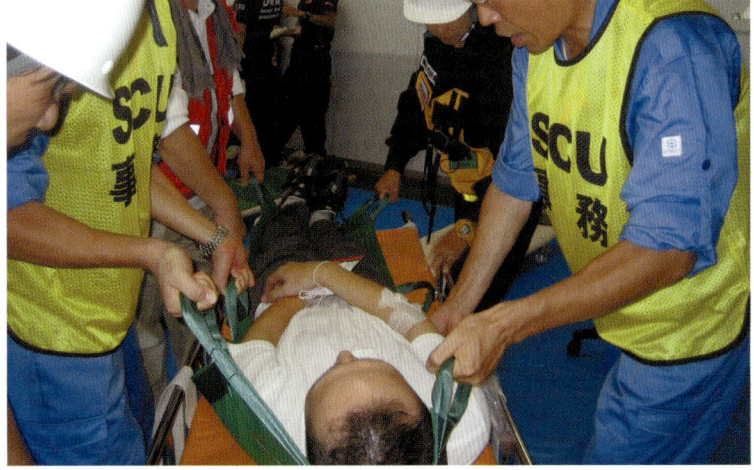

a：担架　　　　b：ターポリン担架

図29 ■ 担架とターポリン担架での搬送

3 その他の注意事項

1 持続的モニタリングが困難なので、繰り返し患者の様子を観察

　救護所の中においては、傷病者数が医療機器の数を上回ることが多い。その場合、心電図モニターや酸素飽和度モニターを複数の患者に使い回しする必要がある。モニターに頼らず、繰り返し患者の容態変化を注意深く観察するように心がける。

2 先読みして物品の確保

　災害現場へ持ち込める資機材には限りがある。特に重量のあるものは不足しがちになる。輸液と酸素ボンベの補充は困難が予想されるが、救急車で患者を搬送する場合、救急車に搭載されている輸液を譲り受けることや、搬送先医療機関から戻る際に酸素ボンベや輸液を譲り受けてもらうよう依頼するなど、物品確保に努める。

3 現場処置内容の記録

　日常診療で行った処置内容を診療録（カルテ）に記載するのと同じように、現場での処置内容は簡潔に記録すべきである。カルテ代わりとして現場ではトリアージタグに記載すべきである。

4 優先すべきは最大多数への治療

　現場救護所で実施される治療は、「最大多数の傷病者の救命を目的とした安定化治療（処置）である」と述べた。他方、災害現場では、救出救助に伴って実施される治療も重要である。倒壊ビルや転覆変形した列車内に閉じ込められ、救出が困難を極め、すぐさま現場救護所へ搬送できない傷病者に対して、救出中の傷病者へ医療を実施する「閉鎖空間の医療」や救出現場の危険度から「現場四肢切断」を実施して救出を優先するなどの災害現場医療も、傷病者の救命のためには必要である。しかし、これら救出救助に伴う医療は、「個々の傷病者の救命を目的」としている。

　災害対応の初動期で医療が圧倒的に不足している状況下では、数少ない医療チームを救出救助医療に当たらせるよりも、まずはトリアージ、処置/治療など現場救護所での3Tに全力を注ぎ、少しでも多くの傷病者の救命を目指すべきである。現場医療が充足し、ある程度収束に向かう状況となった時点で救出救助医療を展開しても遅くはない。実際、2005年に発生したJR福知山線脱線事故でも、まず現場救護所医療、その後に救出救助医療が実施された。

4 まとめ

　多数傷病者が発生すると救急車両の不足から平時のような迅速な救急搬送実施が困難である。そのため、災害現場に長時間滞在を余儀なくされる重症患者に対して現場処置/治療を行うことで、病院へ搬送されるまでの時間稼ぎが可能になる。災害現場における治療手順は、通常病院での外傷診療における外傷初期診療ガイドラインJATEC™のPrimary Surveyをアレンジした方法で行われる。多数の傷病者に比べて相対的に不足する医療の人的・物的資源不足をさまざまに工夫して有効活用に努め、適正な搬送へつなげることが現場治療である。

(阿南英明)

■ 参考文献

1) 日本外傷学会外傷初期診療ガイドライン第3版編集委員会(編)：外傷初期診療ガイドライン　改訂第3版．へるす出版，東京，2008．
2) 阿南英明：災害時の圧挫症候群と環境性体温異常．日本内科学会誌 101(7)：2108-2114，2012．
3) 阿南英明：《急性期に対応を要する病態》圧挫症候群．内科 110(6)：948-951，2012．

chap.7 災害現場の医療（搬送）

CSCA**TT**

1 搬送トリアージ

　限られた搬送手段（救急車両数など）しかない状況で、現場にいる多数患者の中から誰をどこへ搬送するべきかという判断が求められる。これを搬送トリアージという。適切な搬送トリアージをするにあたって重視すべき観点は、患者の病態、搬送先の選定、搬送にかかる時間などいろいろある。下記に示す種々の条件が複雑に絡み合うので、明確な判断基準は存在し得ない。注意すべき点として、誰が決定するかという問題がある。単純なルールがあるわけではなく、医療や現場の経験とトレーニングに基いた判断のため、判断する人によって多少結果は異なる。さまざまな意見が衝突することは避ける必要があるので、その都度適切と思われる1名の担当者を指定して、搬送順位を決定する運用が選択される。また、主に患者搬送を担う消防機関の指揮本部とDMATなど医療チームは常に連携し、救急車やヘリコプター情報を早期に共有して迅速な搬送に努めることが重要である（図30）。

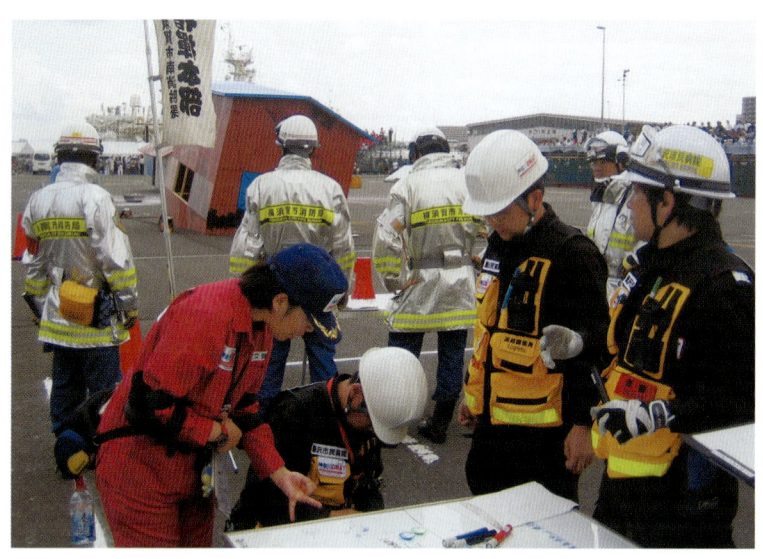

図30 ■ 消防の指揮本部とDMAT現地指揮所が連携して対応する

2 搬送順位を決定するさまざまな因子

1 患者の病態

　トリアージカテゴリーで赤の判定をされ、前章の現場治療を必要とする病態の傷病者はA（気道）、B（呼吸）、C（循環）、D（中枢神経）、の異常があるので一般的に優先的に搬送すべき患者であ

る。しかし、トリアージカテゴリーで赤の患者が複数いた場合に、誰から搬送するかの判断が求められる。一方、上述のように現場処置/治療を行うことで当初、生命危機が切迫していた患者でも緊急病態を脱して安定化するケースがある。つまり、無治療状態での緊急度と現場処置/治療後の緊急度は変化するのである。例えば、緊張性気胸は無治療では非常に緊急度の高い致死性病態だが、緊急脱気を行えば、状態は安定して優先度が下がることが想定される。一方で、重傷骨盤骨折や内臓損傷で体内の高度出血が持続する出血性ショックでは現場処置/治療としての輸液だけではショックから離脱できない場合もある。このように、処置後の病態を改めて評価して患者緊急度を判定する必要がある。

2 搬送先選定

搬送しようとする患者の病態が、受け入れ医療機関の特殊性と合致しているか否かを考慮する必要がある。手術や血管造影など根本治療が可能であるか、脳神経外科領域、胸腹部外科領域、整形外科領域、血管外科領域など医療機関の特性を無視しての搬送は患者救命に寄与しなくなってしまう。

3 分散搬送/集中搬送

病院の規模によって収容できる患者数は異なる。また特定の医療機関へ患者が集中すると過剰な負荷で多数傷病者の救命が困難になる。可能な限り患者を対応可能な医療機関へ分散して特定の機関への負荷を軽減することが求められる(図31)。複数の医療機関が選定できる状況(地域性、時間など)では分散搬送を行う。しかし、現場から分散して搬送先を決定することは大きな労力を要する。条件が整わない場合にはどこかの医療機関へ集中搬送を行い、その後に2段階のステッ

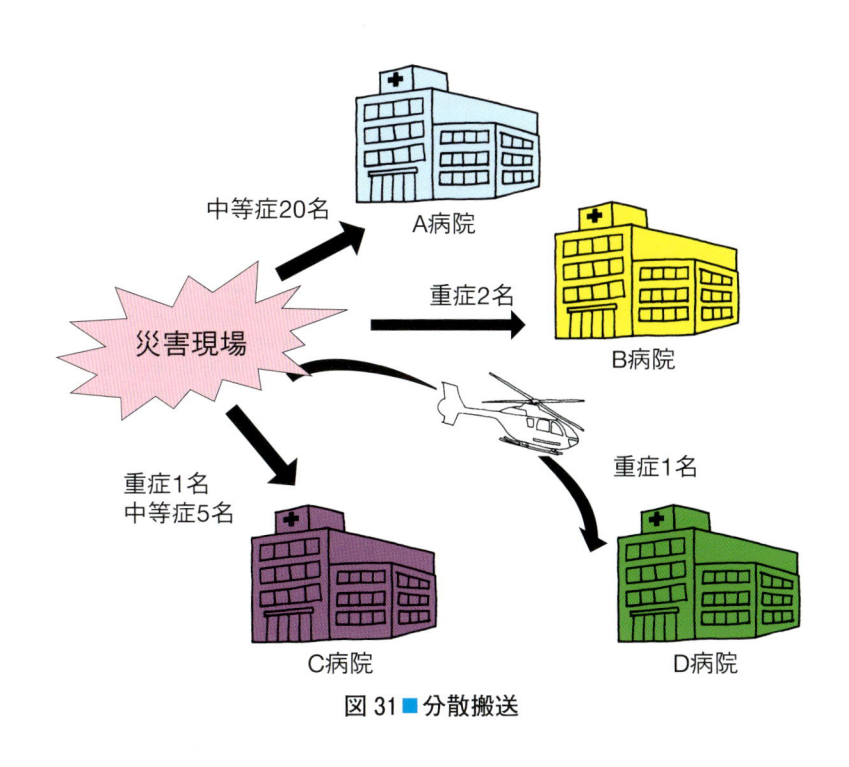

図31■分散搬送

プで分散搬送することもありうる。

4 時間ごとの変化を考慮

多数の傷病者が集中したり、限られた手術室という制限の中で既に緊急手術を開始していると、新たな手術患者の受け入れが困難である。当初は手術や血管造影などができる医療機関であっても、緊急患者の受け入れによってその条件は刻一刻と変化していく。変化する医療機関の情報を更新して対応することが求められる。

5 搬送手段（車両、ヘリ）・道路事情

多数傷病者発生時に救急車両の不足は深刻である。いつ頃、何台の救急車が到着するのかを把握して、搬送準備を進めることが肝要である。地震、津波、竜巻きなど、災害の種類によっては道路が寸断されている場合もある。道路状況によっては搬送選定の変更が必要であり、重要な問題である。

6 機材消費の負担

現場に持ち込める医療資機材は限られる。病院の中とは異なり、酸素や点滴の補充は困難である。現場処置/治療によって安定化できたとしても、酸素投与や輸液の継続が必要な患者の滞在が長引く場合、現場にとっては大きな負担になる。

3 情報管理

前述したように、複雑な要素を総合的に判断するためにはいくつかの工夫が必要である。判断を下す担当者の負担を少しでも減らす手段として、患者の一覧表は欠かせない。搬送の傷病者情報、医療機関情報、搬送手段情報を収集し、白板などを利用して一覧表を作成する（**図32**）。収集した情報を統合することにより、搬送順位や搬送手段・搬送医療機関の決定の助けになる。

一覧表の活用は現場の患者搬送順位、搬送先選定に重要なばかりではない。何名の傷病者が現場にいたのか、どこへ誰が搬送されたのか、何人が現場に残っているのかなどの情報を把握することができるので、安否を心配した家族の問い合わせや、マスコミへの情報提供に際して非常に有用性が高い（26頁**表9**参照）。

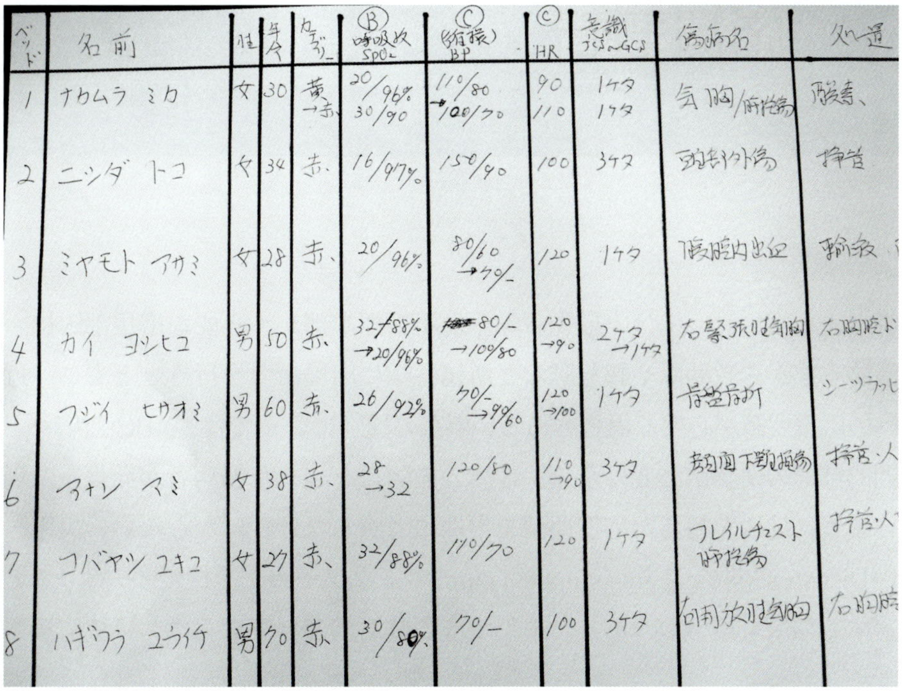

図32 ■ 救護所内の傷病者一覧表

4 まとめ

　現場での医療活動の最終目標は、適正に患者を選び出して、適正な医療機関へ、適正な時間で搬送することである。そのために、患者の状態、医療機関、搬送手段、資機材の供給状況など、さまざまな因子を総合的に判断する搬送トリアージが必要である。複雑な判断を求められるので、現場にいる傷病者の一覧をつくるなどの工夫をして、少しでも適正な選択が可能になるように努める必要がある。

（阿南英明）

chap. 8 応援要請

● はじめに

　多数傷病者発生事案においては、最先着隊や現場指揮本部が、必要な応援部隊について司令室に報告し、消防本部から救助隊や救急隊など所属各隊に出場命令を行うとともに、近隣消防本部や関係機関への応援要請が必要な場合もある。事案の種別によっては、NBC対応など特殊な装備が必要な専門的部隊の要請が必要になる。地域の消防力を超えた傷病者が発生した場合には、後手に回らないように地域を超えた応援要請を早期に考慮しなければならない。災害医療チームであるDMAT (Disaster Medical Assistance Team)やドクターカー、ドクターヘリなど医療チームを現場に派遣する環境も整いつつある。本稿では多数傷病者発生事案における応援要請について述べる。

1 消防本部の相互応援要請

　消防は市町村単位(一部広域事務組合を含む)で組織され、規模や装備などはさまざまである。各消防はそれぞれの消防力を超える事態に対応するためにさまざまな応援協定を締結している。消防の応援体制は、消防組織法により5つの応援について規定されている(**参考資料**、71頁参照)[1]。

　消防の相互応援体制は、都道府県により若干の違いはあるが、全体の流れはほぼ共通している(図33)。最初の段階では近隣消防本部に応援要請を行う。それで対応が難しい場合は都道府県レベルにて応援出動の調整を行う。都道府県内で対処が困難な事態では、緊急消防援助隊の出動を要請する。

■1 近隣消防本部、都道府県レベルでの応援協定

　それぞれの市町村の消防力で対応できない事案が発生した場合、まず近隣の市町村に応援を求める。これらの応援は通常は災害対応力の不足を補うことを目的としているが、管轄区域の境界付近における相互活動を目的とする場合もある。小規模な消防では、救急隊や救助隊が出払った後の出動の応援など、日常の小規模応援を想定した協定を締結している例も多い。

　近隣市町村間での相互応援で対応が困難な事態では、都道府県レベルでの連携、応援が必要になる。都道府県知事は消防業務に関して市町村間の連絡調整を行う役割を負い、市町村長、消防長に対して災害の防御に関して必要な指示をする権限がある。また、ほとんどの都道府県、多くの政令指定都市に航空消防隊(消防防災ヘリ)が設置され、救急患者搬送、救助活動、災害状況把握や物資搬送など、さまざまな活動を行っている。

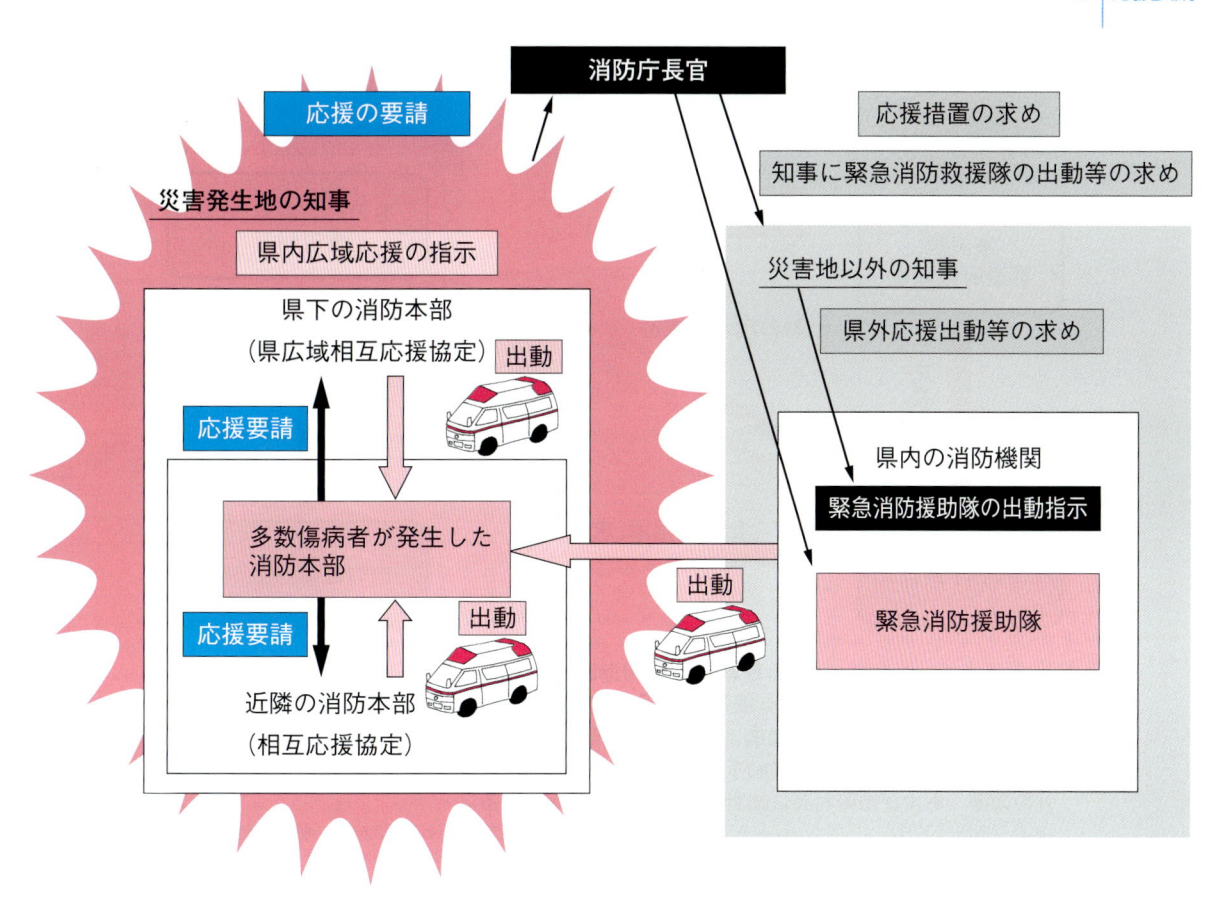

図33 ■ 消防の相互応援体制の全体像

　応援要請は、一般的には消防が出動し活動が困難なことがある程度判明してから行われる。しかし、こうした方法では後手に回ってしまい、応援要請が遅かったと指摘されるケースもしばしばある。近年では119番の通報内容などにより、早い段階で応援要請がなされる事例も増えている。マスコミ報道や消防無線の傍受などにより、周辺の消防本部が事案を察知して準備を開始したり、自主的な判断で応援出動を行った事例もある。2005年の尼崎市におけるJR福知山線列車事故では、テレビで情報を得た大阪市消防局、神戸市消防局が尼崎市消防局に問い合わせ、全隊出動の情報や電話連絡がつかないなどの状況から、応援要請があるものと自主的に判断して、応援出動を開始している。「災害規模により発災市町村の要請を待たずに出動した場合には、被応援市町村等の要請があったものとみなす」という、いわゆる「みなし規定」を明記した協定もあり、対応が後手に回らないように、それぞれの地域で検討しコンセンサスを得ておくことが重要である。

2　緊急消防援助隊

　緊急消防援助隊は、都道府県内で対応困難な大規模、特殊な災害に対して、全国規模で応援するために出動する消防部隊である。阪神・淡路大震災を教訓として、速やかに応援を実施するために1995年6月に創設、2004年に法制化された。2018年4月現在、全国の725消防本部から5,978隊が登録されている。

　緊急消防援助隊の出動スキームを図34に示す。通常は、被災地の都道府県知事から消防庁長官に対し消防の応援などに関する要請がなされ、消防庁長官が他の都道府県の知事に緊急消防援助

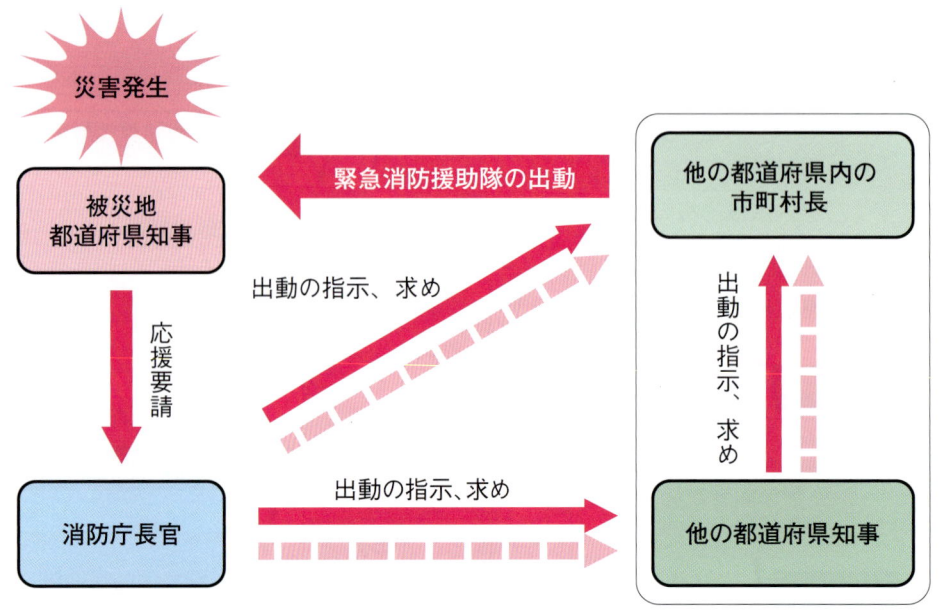

図34 ■ 緊急消防援助隊の出動スキーム
（点線矢印は迅速出動のスキーム）

緊急事態で被災地都道府県知事よりの要請を待ついとまがないと判断される場合、2つ以上の都道府県に及ぶ災害、NBC災害などの特殊災害などでは、消防庁長官は災害発生地以外の知事、および市町村長に出動を指示することができる。

（総務省消防庁ホームページ http://www.fdma.go.jp/neuter/topics/fieldList5_5_2.html 「救急消防援助隊の概要」を一部改変）

隊の出動の「求め」を行うことにより、各消防本部から消防部隊が緊急消防援助隊として出動する。

　出動の迅速性を担保するため、被災地からの出動要請を待たずして、消防庁長官が被災地以外の都道府県知事、市町村長に対し、緊急消防援助隊の出動の「指示」または「求め」を発することも可能である。

　緊急消防援助隊は、被災地の市町村長（消防長）の指揮の下に活動する。この指揮が円滑に行われるように編成されるのが指揮支援部隊で、被災地の市町村長（消防長）を支援する。緊急消防援助隊は、被災地市町村長（消防長）→指揮支援部隊長→都道府県隊長→各部隊長、という指揮命令系統により活動する。

　緊急消防援助隊は、広域災害、激甚災害のみならず、特殊災害である福島第一原子力発電所事故などでも活動した。地域災害*においても、JR福知山線列車事故などに出動し大きな成果を挙げている。

2　ドクターカー・ドクターヘリの出動要請

　日常の救急医療でプレホスピタルに医師が出動して、早期に救命医療を開始し患者の予後改善を図る取り組みとして、ドクターカー、ドクターヘリの運用が行われている。ドクターカー、ドクターヘリは日常から運用しているために、DMATに比べてより迅速な医師の現場投入が可能で

---

*：「局地災害」と呼ばれることが一般的であるが、本書では「地域災害」と記述することとする。

ある。ドクターカー、ドクターヘリの配備状況には地域差があるが、運用されている地域では、積極的に出動を要請するべきである。

1 ドクターカー

a．ドクターカーの体制

ドクターカーは全国のさまざまな地域で運用されているが、その全体像を把握するのは実際には容易ではない。また、医師が常時出動可能な体制を確保することが難しく、時間限定で運用している地域もある。ドクターカーの代表的な運用形態は、概ね次のように分類することができる。

ⅰ）救急ステーション方式

消防が病院内に救急ステーション（ワークステーション）を設置して救急隊員を配置し、そのステーションから医師が同乗して出動するシステムである。車両は消防の管轄であり、医師以外の同乗スタッフは救急隊員である。消防指令課との連携が容易であり、迅速な出動が可能である。

近年は、病院に救急救命士の病院研修と兼ねて救急車を病院に派遣して待機させ、重症事案では医師とともに出動する、いわば「時間限定救急ステーション方式」を行っている地域もある。

ⅱ）病院救急車方式

医療機関の車を緊急自動車として登録し、消防からの要請により医療チームが同乗して現場に出動するシステムである。車両の費用、運転手、医師、看護師の経費は医療機関が負担する。

ⅲ）ピックアップ方式

医師出動要請と同時に消防車両が病院に向かい、そこで医師をピックアップして現場に向かう方式である。医師の現場到着までどうしても時間がかかってしまう欠点がある。

ⅳ）ラピッドレスポンスカー方式

病院の乗用車を緊急車両として指定、赤色灯とサイレンを装備し、通常は患者を搬送する機能はもたず、医師を早期に現場に投入することを目的とする。消防からの要請により病院から出動し、消防の救急車とドッキングして活動する。欧州型ドクターカー、新型ドクターカーと呼ばれることもある。

b．ドクターカーの出動要請

ドクターカーはさまざまな運用形態があるが、消防の出動要請によって出動するのが原則である（**図35-❶**）。医療機関が事案を察知して自主的に出動する場合もある（**図35-❷**）。日本で最多の出動件数を誇る大阪府済生会千里救命救急センターのドクターカーの出動基準を示す（**表17**）。緊急性が高い呼吸循環不全、心肺停止症例のほかに、多数傷病者発生時、救出までに時間を要する閉じ込め事故など現場から医療を要する傷病者も対象としている。また消防覚知の段階で出動することが望ましいため、十分な医学教育を受けていない通信指令員にも出動の判断が可能なように、キーワードを作成している。ドクターカーが有効に活動するためには、消防と連携しいかに早期に出動できるかにかかっていると言っても過言ではない。ドクターカーが運用されている地域では、関係機関で連携をとり、早期出動が可能な要請基準を定める必要がある。

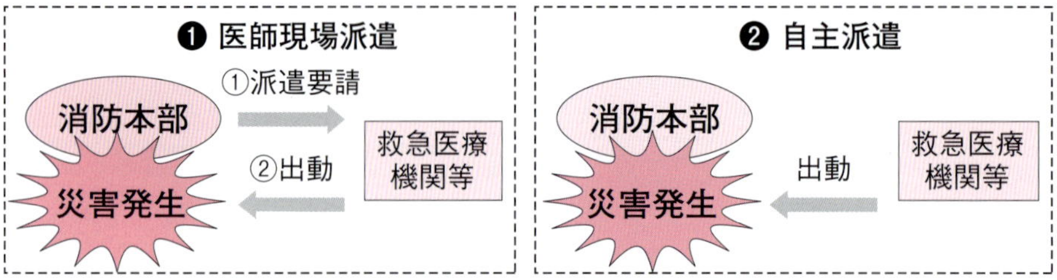

figure 35 ■ 医療チームを災害現場に要請する主要経路
（平成18年総務省消防庁「災害時における消防と医療の連携に関する検討会」報告書より一部改変）

表17 ■ ドクターカー出動基準の例（大阪府済生会千里病院千里救命救急センター）

消防覚知時点での出動基準
1. 経過中に急な状態悪化の危険性があり、医師の管理下の搬送が望ましい疾病が推定される場合
「キーワード」
　1）窒息している/食べ物を喉に詰めた
　2）息が苦しい/ゼイゼイしている、ことにより会話ができない
　3）（40歳以上の、かつ発症から6時間以内の）胸が痛い
　4）（急な発症であると確認できる）意識がない/反応がない
　5）顔の腫れ/喉の痒みがあり、息苦しさを伴う
　6）（18歳以上の）けいれんが続いている/繰り返している
2. 緊急で手術などの治療を要する外傷が推定される場合
「キーワード」
　1）3階以上から落ちた/落ちる音を聞いた
　2）（首、胸、背中、お腹を）刺された
　3）意識がない/反応がない
3. 閉じ込め事故など、救出に時間を要すると推定される場合
4. 多重事故や局地災害など、2名以上の中等症以上の傷病者が推測される場合

（千里救命センター　林靖之先生より提供）

2　ドクターヘリ

a．ドクターヘリの体制

　ドイツ、スイス、米国などではヘリコプターによる救急患者搬送は古くから行われ、日常の救急医療システムとして確立している。しかし、日本では救急医療におけるヘリコプター搬送はなかなか進まなかった。1995年1月17日の阪神・淡路大震災において、震災当日にヘリコプターで搬送された傷病者がわずか1名であったことが指摘され、平時の救急医療でヘリコプターが利用されていないことが大きな原因とされた。1999年に厚生省は川崎医科大学と東海大学において「ドクターヘリ試行的事業」を実施し、救命率、予後の改善が報告された。2001年、厚生労働省は「ドクターヘリ導入促進事業」を開始、ドクターヘリの運航が始まった。2007年には「救急医療用ヘリコプターを用いた救急医療の確保に関する特別措置法」が施行され、全国的に普及が進みつつある。

　ドクターヘリには救急医療機器が装備され、救急医と看護師が搭乗して救急現場に向かい、現場などから医療機関に搬送するまでの間、患者に救命医療を行うことができる。日本航空医療学会によるドクターヘリの定義を表18に示す。ドクターヘリは基地病院に常駐しており、消防防災ヘリに医療チームを同乗させる場合に比べて、出動までの迅速性に優れる。また、ドクターヘリの主たる目的は、現場に救急専門医を投入して早期から救急医療を開始することであり、決して搬

表18 ■「ドクターヘリ」の定義（日本航空医療学会による）

- 重症救急疾患に対応できる医療機器を装備し、医薬品を搭載した救急専用のヘリコプターを使用すること。
- 救命救急センター等高度医療が提供できる医療機関の施設内またはその近くに配備されていること。
- 出動要請がある場合は、当該病院の救急診療に精通した医師および看護師等が原則として3〜5分以内に離陸し患者発生現場に出動できる体制にあること。
- 現場および搬送中に適切な処置、治療を行い、その患者に適した高度医療機関に搬送できること。

上記4条件を満たすものとする。

送のみに重点をおくものではないことも強調しておく。

b．ドクターヘリ出動要請

　ドクターヘリの運航要領は各道府県で定められており、地域により出動基準や運航フローなどに若干の違いはあるが、出動要請は消防本部からドクターヘリ基地病院に行うのが原則である。ドクターヘリの要請から搬送までの一般的な流れを図36に示す。従来は救急隊が現場で傷病者を観察してドクターヘリが必要と判断して要請する例が多かった。近年はより早期の出動を目指し、消防覚知の段階で指令担当者が通報内容から必要性を判断して出動を要請する例が増えている。消防が要請しやすいように、いわゆるキーワード方式を取り入れた要請基準も増えてきている。覚知段階で出動要請を行えば、結果的に軽症例も含まれることになり、キャンセル例なども出てくるが、そうした場合でも要請者にはいかなる責任を問うことはない。オーバートリアージを容認しなければアンダートリアージを減らすことは困難だからである。

　2018年9月現在、ドクターヘリは全国で53の基地病院に配備され、43道府県で日常の救急医

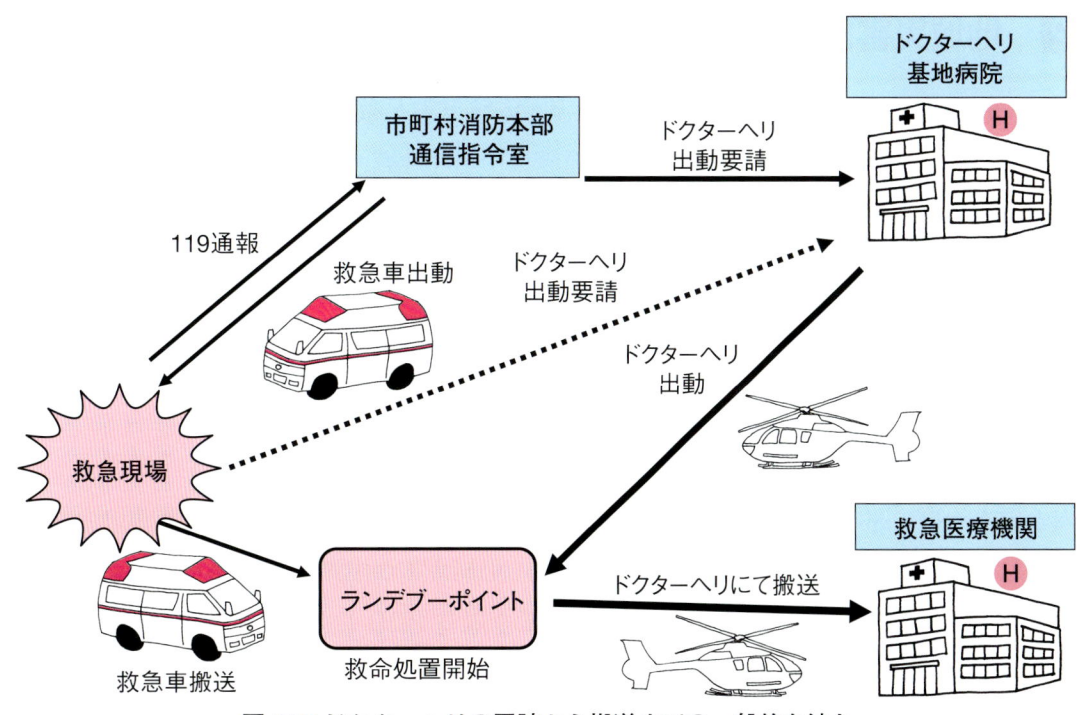

図36 ■ ドクターヘリの要請から搬送までの一般的な流れ

療において活躍している。広域災害においては、新潟県中越地震、中越沖地震、岩手宮城内陸地震で出動し、患者の域内搬送やDMATの災害現場派遣などを行った。東日本大震災では22機ものドクターヘリが被災地内外で活動を行った。地域災害においても、2012年4月の京都府亀岡市での傷病者10名が発生した交通事故では2機のドクターヘリが活動している。多くのドクターヘリが「多数傷病者事案」を出動要請基準に記載しており、ますます活用されていくものと期待される。

3 DMAT派遣要請

1 DMATとは

DMATとは、大規模災害や多数傷病者発生事故などの現場で急性期に活動できる専門的な訓練を受けた、機動性を要する医療チームである。1995年の阪神・淡路大震災にて初期災害医療体制の不備が指摘され、防ぎ得た死亡が500名程度に達するとの研究結果がなされた。さらに2004年の新潟県中越地震の教訓から、災害急性期の医療を担う医療チームの必要性が強く認識された。そうしたことを背景に、2005年4月より国による日本DMATが発足し、2019年4月1日時点で全国で1,686チーム(14,204名)が研修を修了している。

DMATの活動の最大の目的は、「防ぎ得た災害死」(preventable disaster death；PDD)を防ぐことである。DMATは「日本DMAT隊員養成研修」の修了者である医師、看護師、業務調整員で構成される。DMATは、消防、警察などの関係機関との連携、調整、複数のDMATでの組織的な活動、安全管理などに関する重要性を理解している点は、従来の医療救護班と異なる大きな特徴である。

2 地域災害におけるDMAT活動

DMATが活動を想定する災害は、「地域災害」「広域災害」「激甚災害」の3つに大別される(**表19**)。広域災害、激甚災害におけるDMATの意義は中越沖地震、東日本大震災などの活動を通じて広く知られるところとなっている。列車事故や多重交通事故などにより多数傷病者が発生し、被災が一地域にとどまる事案を地域災害と呼ぶ。地域災害におけるDMATの意義としては、下記の点が考えられる。

a．重症外傷患者にできるだけ早い医療開始を

平時の救急医療であれば、重症外傷患者のロード＆ゴーの考え方に基づいた「ゴールデンアワー内の根本治療の開始」が現場活動、搬送の目標となる。しかし、災害時は救急車の台数は相対的に不足し、上記の目標を達成するのは困難となる。DMATが出動し早期からの救命医療を開始することにより、この医療の空白時間を埋め、可能な限りPDDを減らすことが期待できる。

表19■DMATが活動する災害と場所

地域災害*
- 本部活動
- 現場活動（救護所、救助現場）
- 病院支援
- 医療搬送（陸路、空路）

広域災害
- 本部活動（県庁など）
- 病院支援（災害拠点病院、救急病院）
- 現場活動
- 医療搬送（陸路、空路）

激甚災害（広域災害活動に加えて）
- 広域医療搬送（SCU、自衛隊機内の医療）

（*：「局地災害」と呼ばれることが一般的であるが、本書では「地域災害」と記述することとする）
（文献2）を一部改変）

b．搬送能力が限られた状況では、現場救護所からの継続した診療が不可欠

災害時には医療機関への搬送能力が限られるため、傷病者にトリアージを行い搬送順位を決定する。救急車搬送能力が十分でなければ救護所で待機することになり、こうした傷病者に対して継続した医療の提供が必要になる。現行の法制下では救急救命士に高度医療の実施が認められるのは心肺停止患者に限られるが、DMATが出動することにより医療が可能となる。救護所においてABCの安定化処置を行うことで、より安全な医療機関までの搬送が可能となる。

c．災害現場でのメディカルコントロールが可能に

DMATが現場に出動すれば、現場で活動する救急隊などに直接的にメディカルコントロールを行うことが可能となる。救護所、現場指揮所などにおいても、解剖学的評価を含めたトリアージ、搬出順位の判断、適切な搬送先の選定などに災害医療に精通した医療チームが関与する意義は大きい。

❸ DMAT派遣要請

DMATは都道府県の事業であり、県知事の指示のもとで活動する。そのため、DMATの派遣要請は、当該都道府県の衛生担当部局に行い、県がDMAT指定医療機関に出動命令（要請）を行うのが通常のルートである（図37）。しかし、多重交通事故や列車事故などの地域災害において有効に医療活動を行うためには、消防から医療機関に直接出動要請を行い、迅速にDMATが出動できる体制の整備が必要である（図37点線矢印）。東京DMAT、大阪DMATなどのように、地域DMATとして地域災害に対する迅速な出動体制を整備している地域もある。地域災害でDMATが有効な活動を行うためには、それぞれの地域で要請基準などを検討し関係機関でコンセンサス

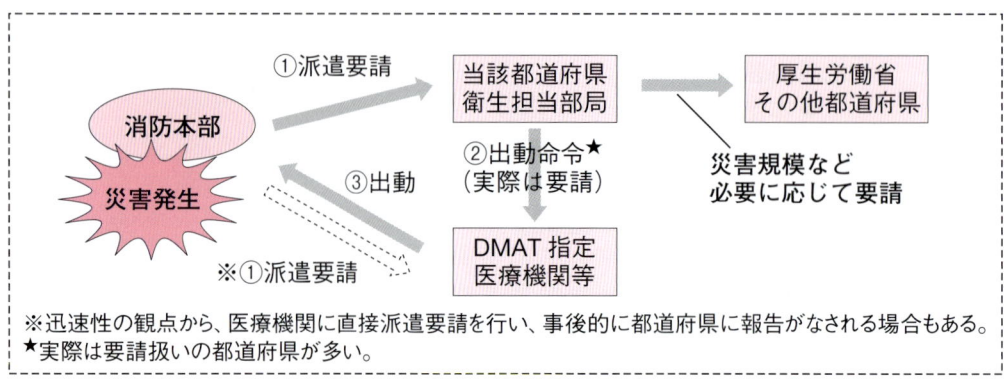

図37■DMAT派遣を災害現場に要請する主要経路
(平成18年総務省消防庁「災害時における消防と医療の連携に関する検討会」報告書より一部改変)

をとっておく必要がある。

4 DMAT投入の原則

　災害、多数傷病者事案では、「個々の傷病者」の救急処置よりも、「大多数の傷病者」の医療が優先される。災害現場に到着したDMATを、まず救出救助の現場に派遣することは誤りである。また人員が充足していない状況で個々の傷病者の搬送介助に動員することも誤りである。多数の傷病者の救命医療を行うために、DMATが優先すべき任務は、まずは現場救護所での医療を確立することである。災害現場におけるDMATの投入は、「最大多数の医療は、個別の患者の医療に優先する」との原則を念頭に決定すべきである[4]。

● おわりに

　多数傷病者事案における消防機関相互の応援要請、加えて、DMAT、ドクターカー、ドクターヘリなどの医療チームの応援要請について述べた。2005年に発生したJR福知山線脱線事故は、地域災害における迅速な災害医療チームの活動の有用性が示された事例である。直ちに兵庫県災害医療センターのドクターカーが出動、続いて20もの医療チームが活動し、多くの傷病者を救命した。地域災害において、医療チームを効果的に活動させるためには、消防と医療機関などの関係機関が十分に連携し、迅速な出動要請を行うことが必要であることを強調したい。

(廣瀬保夫)

■ 参考文献

1) 恩田敏元：近隣消防本部との相互応援協定など．プレホスピタルMOOK4 多数傷病者対応増補版，大友康裕(編)，pp53-60，永井書店，大阪，2010．
2) 日本集団災害医学会DMATテキスト編集委員会(編)：DMATとは．DMAT標準テキスト，pp15-23，へるす出版，東京，2011．
3) 林　靖之，ほか：救命救急センター医師によるドクターカーシステム．プレホスピタルMOOK3 エアーレスキュー・ドクターカー，益子邦洋(編)，pp117-124，永井書店，大阪，2007．
4) JPTEC協議会(編著)：DMAT．JPTECガイドブック 改訂第2版，pp230-234，へるす出版，東京，2016．

参考資料■消防組織法によって定められた消防の応援体制

1）市町村間

消防組織法第三十九条（市町村の消防の相互の応援）　市町村は、必要に応じ、消防に関し相互に応援するように努めなければならない。

2．市町村長は、消防の相互の応援に関して協定することができる。

2）都道府県

消防組織法第二十九条（相互応援の計画の指導）　都道府県は、市町村の消防が十分に行われるよう消防に関する当該都道府県と市町村との連絡及び市町村相互間の連絡協調を図るほか、消防に関し、次に掲げる事務をつかさどる。

　一　消防職員及び消防団員の教養訓練に関する事項
　二　市町村相互間における消防職員の人事交流のあつせんに関する事項
　三　消防統計及び消防情報に関する事項
　四　消防施設の強化拡充の指導及び助成に関する事項
　五　消防思想の普及宣伝に関する事項
　六　消防の用に供する設備、機械器具及び資材の性能試験に関する事項
　七　市町村の消防計画の作成の指導に関する事項
　八　消防の応援及び緊急消防援助隊に関する事項
　九　市町村の消防が行う人命の救助に係る活動の指導に関する事項
　十　傷病者の搬送及び傷病者の受入れの実施に関する基準に関する事項
　十一　市町村の行う救急業務の指導に関する事項
　十二　消防に関する市街地の等級化に関する事項（消防庁長官が指定する市に係るものを除く。）
　十三　前各号に掲げるもののほか、法律（法律に基づく命令を含む。）に基づきその権限に属する事項

3）航空機の応援

消防組織法第三十条（都道府県の航空消防隊）　前条に規定するもののほか、都道府県は、その区域内の市町村の長の要請に応じ、航空機を用いて、当該市町村の消防を支援することができる。

2．都道府県知事及び市町村長は、前項の規定に基づく市町村の消防の支援に関して協定することができる。

3．都道府県知事は、第一項の規定に基づく市町村の消防の支援のため、都道府県の規則で定めるところにより、航空消防隊を設けるものとする。

4）知事の市町村に対する権限

消防組織法第四十三条（非常事態における都道府県知事の指示）　都道府県知事は、地震、台風、水火災等の非常事態の場合において、緊急の必要があるときは、市町村長、市町村の消防長又は水防法に規定する水防管理者に対して、前条第二項の規定による協定の実施その他災害の防御の措置に関し、必要な指示をすることができる。この場合における指示は、消防庁長官の行う勧告、指導及び助言の趣旨に沿うものでなければならない。

5）全国規模（緊急消防援助隊）

消防組織法第四十四条（非常事態における消防庁長官等の措置要求等）　消防庁長官は、地震、台風、水火災等の非常事態の場合において、これらの災害が発生した市町村（以下この条から第四十四条の三までにおいて「災害発生市町村」という。）の消防の応援又は支援（以下「消防の応援等」という。）に関し、当該災害発生市町村の属する都道府県の知事から要請があり、かつ、必要があると認めるときは、当該都道府県以外の都道府県の知事に対し、当該災害発生市町村の消防の応援等のため必要な措置をとることを求めることができる。

2．消防庁長官は、前項に規定する場合において、当該災害の規模等に照らし緊急を要し、同項の要請を待ついとまがないと認められるときは、同項の要請を待たないで、緊急に消防の応援等を必要とすると認められる災害発生市町村のため、当該災害発生市町村の属する都道府県以外の都道府県の知事に対し、当該必要な措置をとることを求めることができる。この場合において、消防庁長官は、当該災害発生市町村の属する都道府県の知事に対し、速やかにその旨を通知するものとする。

3．都道府県知事は、前二項の規定による消防庁長官の求めに応じ当該必要な措置をとる場合において、必要があると認めるときは、その区域内の市町村の長に対し、消防機関（第九条に規定する機関をいう。以下同じ。）の職員の応援出動等の措置をとることを求めることができる。

4．消防庁長官は、第一項又は第二項の場合において、人命の救助等のために特に緊急を要し、かつ、広域的に消防機関の職員の応援出動等の措置を的確かつ迅速にとる必要があると認められるときは、緊急に当該応援出動等の措置を必要とすると認められる災害発生市町村のため、当該災害発生市町村以外の市町村の長に対し、当該応援出動等の措置をとることを自ら求めることができる。この場合において、消防庁長官は、第一項の場合にあつては当該応援出動等の措置をとることを求めた市町村の属する都道府県の知事に対し、第二項の場合にあつては当該都道府県の知事及び当該災害発生市町村の属する都道府県の知事に対し、速やかにその旨を通知するものとする。

5．消防庁長官は、第一項、第二項又は前項に規定する場合において、大規模地震対策特別措置法第三条第一項に規定する地震防災対策強化地域に係る著しい地震災害その他の大規模な災害又は毒性物質の発散その他の政令で定める原因により生ずる特殊な災害に対処するために特別の必要があると認められるときは、当該特別の必要があると認められる災害発生市町村のため、当該災害発生市町村の属する都道府県以

参考資料 ■続き

外の都道府県の知事又は当該都道府県内の市町村の長に対し、第四十五条第一項に規定する緊急消防援助隊（以下この条から第四十四条の三までにおいて「緊急消防援助隊」という。）の出動のため必要な措置をとることを指示することができる。この場合において、消防庁長官は、当該災害発生市町村の属する都道府県の知事及び当該出動のため必要な措置をとることを指示した市町村の属する都道府県の知事に対し、速やかにその旨を通知するものとする。

6．都道府県知事は、前項の規定による消防庁長官の指示に基づき、その区域内の市町村の長に対し、緊急消防援助隊の出動の措置をとることを指示することができる。

7．前各項の規定は、大規模地震対策特別措置法第二条第十三号の警戒宣言が発せられた場合に準用する。

8．消防庁長官は、第一項、第二項若しくは第四項又は第五項の規定により、災害発生市町村のため、当該災害発生市町村以外の災害発生市町村において既に行動している緊急消防援助隊の出動のため必要な措置をとることを求め又は指示するときは、あらかじめ、当該緊急消防援助隊が行動している災害発生市町村（以下この項及び第四十四条の三第一項において「緊急消防援助隊行動市町村」という。）の長及び当該緊急消防援助隊行動市町村の属する都道府県の知事の意見を聴くものとする。ただし、当該災害の規模等に照らし緊急を要し、あらかじめ、意見を聴くいとまがないと認められるときは、この限りでない。

（消防応援活動調整本部）

第四十四条の二　一の都道府県の区域内において災害発生市町村が二以上ある場合において、緊急消防援助隊が消防の応援等のため出動したときは、当該都道府県の知事は、消防応援活動調整本部（以下この条及び次条第二項において「調整本部」という。）を設置するものとする。

2．調整本部は、次に掲げる事務をつかさどる。
　一　災害発生市町村の消防の応援等のため当該都道府県及び当該都道府県の区域内の市町村が実施する措置の総合調整に関すること。
　二　前号に掲げる事務を円滑に実施するための関係機関との連絡に関すること。

3．調整本部の長は、消防応援活動調整本部長（以下この条において「調整本部長」という。）とし、都道府県知事をもつて充てる。

4．調整本部長は、調整本部の事務を総括する。

5．調整本部に本部員を置き、次に掲げる者をもつて充てる。
　一　当該都道府県の知事がその部内の職員のうちから任命する者
　二　当該都道府県の区域内の市町村の置く消防本部のうち都道府県知事が指定するものの長又はその指名する職員
　三　当該都道府県の区域内の災害発生市町村の長の指名する職員
　四　当該都道府県の区域内の災害発生市町村に出動した緊急消防援助隊の隊員のうちから都道府県知事が任命する者

6．調整本部に副本部長を置き、前項の本部員のうちから、都道府県知事が指名する。

7．副本部長は、調整本部長を助け、調整本部長に事故があるときは、その職務を代理する。

8．調整本部長は、必要があると認めるときは、国の職員その他の者を調整本部の会議に出席させることができる。

（都道府県知事の緊急消防援助隊に対する指示等）

第四十四条の三　都道府県知事は、前条第一項に規定する場合において、緊急消防援助隊行動市町村以外の災害発生市町村の消防の応援等に関し緊急の必要があると認めるときは、当該緊急消防援助隊行動市町村以外の災害発生市町村のため、緊急消防援助隊行動市町村において行動している緊急消防援助隊に対し、出動することを指示することができる。

2．都道府県知事は、前項の規定による指示をするときは、あらかじめ、調整本部の意見を聴くものとする。ただし、当該災害の規模等に照らし緊急を要し、あらかじめ、調整本部の意見を聴くいとまがないと認められるときは、この限りでない。

3．都道府県知事は、第一項の規定による指示をした場合には、消防庁長官に対し、速やかにその旨を通知するものとする。

4．前項の規定により通知を受けた消防庁長官は、当該緊急消防援助隊として活動する人員が都道府県に属する場合にあつては当該都道府県の知事に対し、当該緊急消防援助隊として活動する人員が市町村に属する場合にあつては当該市町村の属する都道府県の知事を通じて当該市町村の長に対し、速やかにその旨を通知するものとする。

（文献1）を改変）

chap.9 災害現場特殊治療

●はじめに

　災害現場において、救助チームが要救助者を発見した場合、多くの場合はそのまま救出・搬送すればよいが、特殊な状況においては、医療の介入が必要となる。特殊な状況として、瓦礫の下の医療(CSM)、挟まれ事例(圧挫症候群)、現場四肢切断の必要な事例などがある。このようなケースでは救助チームは、医療チームと連携し救出に与らなければならない。本稿では、CSM、圧挫症候群(クラッシュ症候群)、現場四肢切断について解説する。

1 瓦礫の下の医療（CSM）

　Confined Space Medicine（CSM）は、「閉鎖空間の医療」「瓦礫の下の医療」と訳されることが多い。CSMは都市捜索救助活動（Urban Search and Rescue；US&R）において行われる現場医療活動で、救助活動と並行して高度な医療活動を実施することで迅速な救出と傷病者の救命のみならず機能予後改善をも目指している。米国では国家としてUS&Rシステムを確立しており、既存の消防隊に、医師、救助犬、建築士、重機オペレーターなどがボランティアで参加する常設のチームが28ヵ所あり、定期的に高いレベルの訓練を実施している。本邦においても、国際緊急援助隊レスキューチーム訓練やDMAT隊員養成研修などで、CSMの訓練が行われている。

1 Confined Space と活動の特異性

　"Confined Space"には、トンネル、マンホールや下水溝、各種タンクや排気ダクト内など元来狭隘な空間と、ビル倒壊や列車衝突などの結果として生じた狭隘な空間がある。Confined Space（以下；瓦礫の下）の活動が通常の現場活動と異なる最大の要因は、活動場所が狭隘なこと、種々の

＜医療チーム投入の優先順位＞

　災害現場で実施される医療には、「救出救助中に実施されるもの」と「現場救護所で実施されるもの」がある。どちらも傷病者の救命のために必要なものである。しかしこの両者に対応する医療チームの投入には、優先順位を付けなければ、多くの命を失ってしまう危険がある。
　「救出救助中に実施される医療」は、挟まれている「個別の傷病者」のためのものであり、一方、「現場救護所で実施される医療」は、「最大多数の傷病者」のためのものである。現場に到着したDMAT等の医療チームは、まず現場救護所で医療を実施し、これが一段落した後（またはその合間）に、救出救助中の傷病者の医療を実施するという優先順位を付ける必要がある。

危険物（ハザード）が存在すること、および活動が長時間にわたることである。危険物に対しては、それを認知・理解・回避する能力の修得、危険から身を守る防護具の装着が必須である。活動は短くて数時間、長ければ一昼夜を超える活動になることから消防側、医療側とも交替チームの確保や現場での活動拠点の確立など、それを見越した活動体制を構築することが必要である。このように極限的な環境下で的確に活動するには、十分な知識と技術、高い身体能力と精神力、そして総合的な判断力が要求される。

2 安全確保

活動の大原則は「安全第一」であり、何よりも安全確保が優先される。

a．個人防護具（Personal Protective Equipment；PPE）

災害現場で活動する際はヘルメット、ライト、ゴーグル、防塵マスク、手袋、安全靴は必須であり、これらを装着していない者が現場活動を行うことは許されない。さらに瓦礫内に進入する際は耳栓、肘・膝プロテクターを追加装着する。ライトはヘルメット装着用と手持ち用の2種類を携行する。ゴーグルとマスクは防塵に必須である。9・11テロの世界貿易センタービル倒壊現場で活動した関係者の7割近くに呼吸器系の後遺障害が発生しているとの報告[1]もあり、アスベストなどの有害粉塵を除去できる機能が必要である。手袋はラテックス製のものを下に履き、その上から革もしくはケブラー製のものを着用する。また、瓦礫内の傷病者に対してもヘルメット、ゴーグル、マスクなど可能な限りの個人防護策を講じる。

b．進入の判断と退路の確保

果たして本当に進入し活動が可能か冷静に判断する。この判断は消防により下されるが、真の意味でCSMを実践できる医師は本邦にはほとんど存在しない。現実的にはレスキュー隊員、可能なら救急救命士のライセンスをもったレスキュー隊員が内部に進入して傷病者に接触して医療が可能かどうか判断して、安全性、スペースに問題なければ訓練を受けた医師の投入を考慮する。無理して進入し内部で動けなくなるような事態は絶対に避けなければならない。また、進入する際は必ず退路の確保を念頭におく。

そのほか、低酸素状態と有毒ガス・有毒物質への注意、火災・漏電・爆発のほか、その現場特有の危険物・有毒物質を有している場合もある。血液・体液に対する標準的予防策も実施する。

3 CSMでみられる病態

a．低体温

閉じ込められた要救助者の90％に発生する。低体温は、体力の消耗とともに出血傾向を増悪させる。コンクリートやステンレスなどに直接身体が接した際の体温喪失は非常に大きい。傷病者の上から保温用フィルムシートをかけ、身体と接触物の間には毛布などを遮蔽材として入れるようにする。

b．脱　水

長時間の経過による脱水に加え、打撲・浮腫による体液の移動、出血、嘔吐、イレウス状態などから傷病者は多くの場合、脱水状態にある。原則静脈路確保による輸液を行う。困難な場合は経口的な補給も考慮するが、嘔吐による誤嚥のリスクに十分注意して行う。

c．粉塵障害

前述したように、倒壊時に発生した粉塵は気道に吸入され呼吸障害を、また眼に入り眼障害を引き起こす。

d．圧挫症候群（クラッシュ症候群）

CSMで対応すべき最重要かつ最難度の病態である。阪神・淡路大震災において瓦礫の下に閉じ込められながらも一見元気であった人が、救出直後に急変し亡くなったことから広く知られるようになった。重量物により下敷きになったり挟まれたりする状況で発生し、圧迫解除後にさまざまな病態が全身性に出現し、時に致死的となる（詳細は78頁参照）。

4　救助隊員が現場で行う活動

a．精神的サポート

暗い瓦礫の下に長時間肉体的苦痛を伴って閉じ込められている要救助者は、強い不安感、恐怖感、無力感に襲われている。したがって、たとえ姿が見えなくても声による接触、すなわちボイスコンタクトが可能になり次第、安心させ励ますようなコミュニケーションをとる。可能ならば、どこがどのように挟まれているのか、体位はどのようになっているかなどを聞き出し、状況を把握する。併せて要救助者の訴えを聴取する。要救助者の声の大きさ、張りなどから消耗の程度を予測することも重要である。二次災害などの危険により、やむを得ず救助者が緊急退避する際も、「必ず戻るから」というような支持的な声かけを行ってから退避する。

b．バイタルサインの評価

要救助者に直接接触したら、周囲の状況評価（安全評価）を行うと同時に要救助者の容態観察を行う。いわゆるABCといわれる気道評価（舌根沈下、出血などの気道障害の有無）、呼吸評価（呼吸の深さ、速さ）、循環評価（ショック症状の有無、活動性の外出血の有無）に加え、D・意識レベルの評価、そして最後にE・体温の評価を行うことが重要である。

c．頸椎固定と骨折部固定

常に脊椎損傷を念頭におき、可能なら頸椎カラーを装着する。脊椎損傷が疑われる所見のある場合は、全脊柱固定を考慮する。骨折部に関しては固定を行うことにより、疼痛を緩和し、救出活動に伴う体位の変化や移動に備える。

d．医療チーム要否の判断

　要救助者のバイタルサイン評価、観察結果から、医療チームによる医療処置が必要か判断する。圧挫症候群で救出に時間を要する場合などは、点滴による脱水の補正が必須である。また、痛みが強く救出作業が妨げられる場合は、鎮痛薬投与が必要になる。しかしながら、安易に医療チームの投入を決めない。医療チームは救助活動の専門家でないことを認識し、常に医療チームの投入が最善か検討する必要がある。救助隊員が集めた情報を医療チームと共有し、最善の策を講じる。

e．要救助者の保護

　救出作業中は、粉塵、騒音、火花が問題となる。要救護者を守るために、ヘルメット、ゴーグル、マスク、耳栓などを要救助者に装着する。

f．継続観察

　バイタルサインの評価は繰り返し行う。特に、瓦礫撤去時、救出直前、移動時は、急変しやすいので、医療チームと連携して万全を尽くす。

5　医療チームが行う医療処置

1. 原則、消防の統制下で医療処置を行うことになる。
2. 主な医療処置は、A、B、Cの安定化である。救助隊員の中に救急救命士がいれば、医師の指示の下に活動してもらう。
3. あらゆる医療処置は、救助隊員と連携を取りながら行う。点滴1本取るにしても、救助活動の邪魔にならない部位に取る。特に酸素の使用は火災の原因にもなるので、必ず連携する。
4. 医療処置としては輸液の頻度が高いが、スペースの問題で落差がとれない場合は、加圧バックを用いるなど工夫する。
5. 挟まれによる疼痛を鎮痛薬、麻酔薬の使用でペインコントロールする。傷病者に対する治療的側面とともに、救助隊が活動に専念できる環境をつくり出すためにも必要である。呼吸循環抑制の少ないケタミンを使用する場合が多い。

＜救急救命士の心肺機能停止前の重度傷病者に対する静脈路確保および輸液について＞

　2014年4月1日より、救急救命士の心肺機能停止前の重度傷病者に対する静脈路確保および輸液が実施できることになった。このことにより、災害現場で医師が危険な救助現場に入ることが困難な場合には、一定の講習および実習を修了した救急救命士が具体的な指示のもと、静脈路確保および輸液を実施することができる。実施対象は、15歳以上の重度傷病者で、ショックが疑われる、またはクラッシュ症候群が疑われる、もしくはクラッシュ症候群に至る可能性がある者とされている。実施にあたっては各地域メディカルコントロールのプロトコールに則って行う。

6 消防と医療の連携

a．進入前の徹底した計画と準備、緊密な連携

　活動成功のカギは、進入前の瓦礫外での準備と計画にある。瓦礫内外の行き来は二次災害のリスクを増すため、医療側の進入は原則1回、内部に進入する人数も原則1名を前提とする。瓦礫内に進入する前に、内部の状況、要救助者の位置・体位・容態を消防隊員は可能な限り詳細かつ正確に把握し、医療側に伝える。状況の図示や内部のデジカメ画像などで視覚的にイメージを共有することも役立つ。次いで救助隊と医療チーム側で協議し、内部での位置取り、行う処置と手順などを詳細に計画する。必要な物品をすべて準備し、救出後の対応や急変時の対応まで準備万端整えて、初めて瓦礫内に進入する。消防隊員、医療者が瓦礫の内外で緊密に連携し活動することが重要である。

b．資機材・薬品準備

　瓦礫内部に持ち込む資機材は十分な検討を行ったうえで必要最低限とする。内部で使用する資機材や薬品はあらかじめ瓦礫外でセットしておき、内部で"店開き"することのないようにする。瓦礫内では高低差による輸液滴下ができないため、動脈ライン用の加圧バッグなど用いて行う。

c．医療処置のポイント

　活動全体の目的は瓦礫内からの救出であり、それが迅速安全に実施できるために必要な最低限の医療処置のみを行う。余計な処置・過大な処置は時間を浪費し、救助活動自体の妨げとなる。救助活動の進行と、それに必要な医療のバランスを総合的に考慮した判断力が不可欠となる。

d．記　録

　記録は、情報を共有し残す意味、活動を客観的に評価する意味、そして事後の検証の意味から重要である。消防側、医療側、双方で時系列で活動記録を残す。

e．救出後の搬送調整

　傷病者が救出された後の現場での処置、搬送手段、搬送先医療機関の選定について、活動の初期から消防側と医療側が連携して調整する。

7 救助者のストレス

　苛酷な救助現場では救助者にも強いストレスが加わるため、組織として適切なストレス対策が必要となる。遺体を扱う際にも強いストレスが生じる。日本トラウマティックストレス学会では「遺体が救援者に引き起こす気持ちの変化：救援者向けパンフレット」を学会ホームページ上（http://www.jstss.org/topic/02/209.php）に公開しているので参考にされたい。

8 まとめ

　CSMにおいて強調しておきたいことが2つある。1つは、DMATの活動する場は、CSM（挟まれ事例）という間違った認識をもった消防関係者が多いことである。DMATはできる限り多くの傷病者を取り扱い、防ぎ得た死(Preventable Death)を防ぐのが活動目的である。よって多数傷病者発生事案においてはDMATの活動優先場所は、現場救護所におけるトリアージであったり救命処置となる。決して、挟まれ事例に対する1:1の対応ではない。余裕が出て初めて、挟まれ事例にも対応することになる。2つめは、真のCSMを実践できる医師は本邦にはほとんど存在しないことである。最近、災害研修、災害訓練でCSMの体験実習が行われているが、それだけでCSMを実行するには、あまりにも危険である。真のCSMを実践するには、高度な訓練を継続的に行う必要がある。

2 圧挫症候群

　圧挫症候群(クラッシュ症候群、Crush syndrome)は、災害医療の中で最重要な疾患の1つである。その理由として、阪神・淡路大震災において、500例の防ぎ得た災害死(Preventable Disaster Death；PDD)が発生した可能性があると報告されている[2]が、その多くが圧挫症候群であったこと、また、東海地震に対する広域医療搬送計画では、24時間以内に600例の搬送が必要と想定しているが、その半数が圧挫症候群であろうと予想されていることによる。阪神・淡路大震災で多くの圧挫症候群のPDDが生じたのは、圧挫症候群を目の前にして、診断できなかったことが主な理由とされている。圧挫症候群は早期に認識し、早期に治療を開始することが重要である。その意味で、現場救出時からの医療介入が必要な疾患であり、消防と医療の連携が必要となる。また、一見バイタルサインが安定していても、集中治療を要する疾患であることを認識し、搬送先を選定する必要がある。

1 病　態

　圧挫症候群の病態は、骨格筋が長時間圧迫されることによる筋肉の虚血、そして圧迫が解除されることによる再灌流障害の2つの機序による(**図38**)。虚血により筋肉の細胞膜のナトリウム-カリウムポンプが障害され、細胞内にナトリウムと水が移動し、細胞外にカリウムが流出する。水が移動することによって血管内は相対的な低容量となり、ショックを呈する。圧迫が解除されることにより再灌流が起こるとカリウムが全身をめぐって高カリウム血症となり、場合によっては心室細動による心停止を起こす。また、虚血細胞からはカリウムだけでなくミオグロビンなどの有害物質も流れ出す。ミオグロビンはミオグロビン円柱の形成、腎血管の収縮、および尿細管上皮への直接毒性により急性腎不全を引き起こす。組織が腫脹を起こした場合には、コンパートメント症候群を合併する場合もある。また、虚血再灌流は播種性血管内凝固症候群(disseminated intravascular coagulation；DIC)、急性呼吸促迫症候群(acute respiratory distress syndrome；

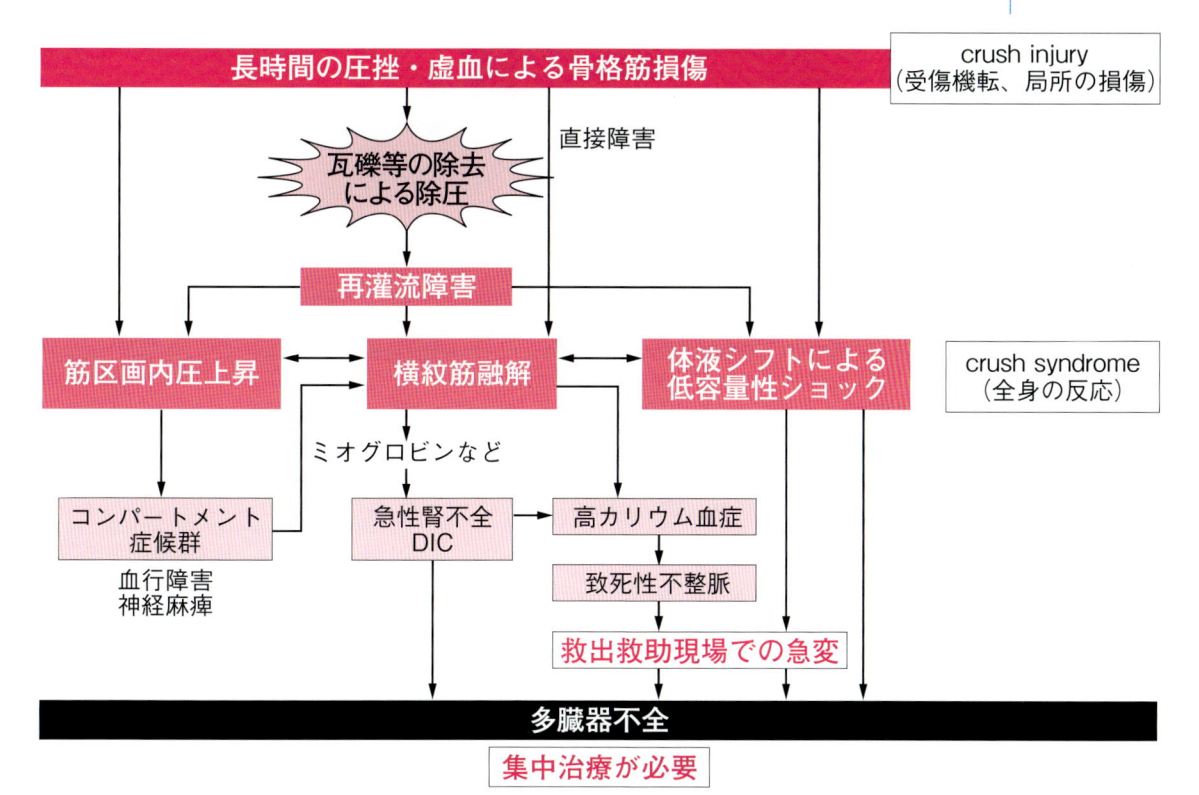

図38 ■ 圧挫症候群の機序

(日本集団災害医学会DMATテキスト編集委員会：[増補版]DMAT標準テキスト．p250, へるす出版，東京，2012による)

ARDS)、多臓器不全(multiple organ failure；MOF)の引き金となる。

2 診　断

診断の三大ポイントは、①重量物に長時間挟圧されたエピソード、②患肢の知覚運動麻痺、③黒～赤褐色尿(ポートワイン尿)(図39)[3]、である(図40)。一般に4時間以上の挟圧で発生するが、1時間で発生した報告もあり、挟まれたというエピソードがあれば、まずは疑うことが重要である。現場においてはバイタルサインは比較的安定しており、意識障害も軽い興奮状態であることがあるが、急激に死に至る。これらが"smiling death"(笑顔の死)といわれる由縁である。皮膚所見は

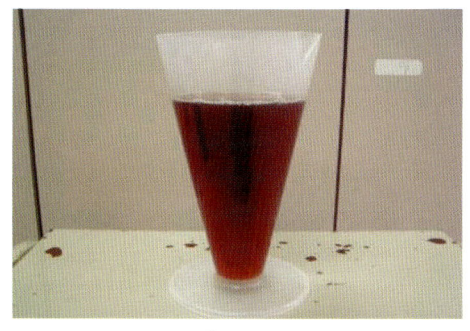

図39 ■ ポートワイン尿

(日本集団災害医学会DMATテキスト編集委員会(編)：圧挫(クラッシュ)症候群．[増補版]DMAT標準テキスト，日本集団災害医学会(監), p251, へるす出版，東京，2012による)

図40 ■ 圧挫症候群の診断のポイント

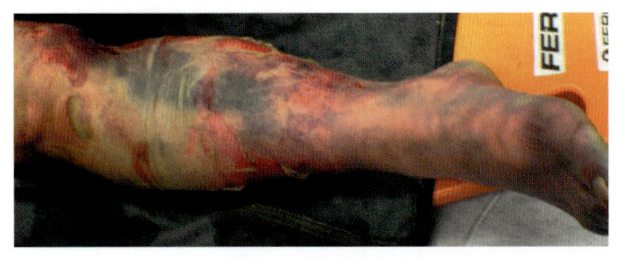

図41 ■ 皮膚所見
(日本集団災害医学会DMATテキスト編集委員会(編):圧挫(クラッシュ)症候群.［増補版］DMAT標準テキスト，日本集団災害医学会(監)，p251，へるす出版，東京，2012による)

　時間が経過すれば皮膚の紅斑、水疱形成、壊死(図41)[3])が認められるが、当初においてはなんら所見のない場合もあるので、皮膚所見がないという理由で否定してはいけない。圧挫肢の知覚運動麻痺は脊髄損傷と誤られる危険があるが、肛門反射の有無をみることで鑑別診断できる。ポートワイン尿(ミオグロビン尿)に関しては、疑った場合は導尿して確認すべきである。しかし、ポートワイン尿に関しても、直後は認められない場合があり注意が必要である。重症度に関しては、重症度に関与する因子として、損傷された骨格筋の容量、合併損傷の有無、年齢、性別がある。骨格筋の損傷の程度は、圧迫の強さと圧迫時間を乗じたものとなる。若い屈強な男性ほど骨格筋の量が多いため重篤化しやすい。

3　消防と医療の連携

　現場においては、救出活動中、すなわち挟まれている段階からの治療開始が重要となる。よって消防(レスキュー隊)は、挟まれている傷病者を発見した場合は、速やかに医療チーム派遣の要請を行う。阪神・淡路大震災においては、両下肢を半日挟まれていた傷病者を医療チームの支援なく救出したところ、救出直後に心停止に至った例もあり、消防と医療が連携を取りつつ救出活動する必要がある。挟まれている状況では医療活動するスペースも限られ、場合によっては医療活動が救出活動の妨げとなることもあるので、消防(レスキュー隊)と十分に連携をとった医療活動が必要とされる。静脈点滴ラインを1本確保するにしても、救出作業の妨げにならないように、傷病者のどの位置にどのタイミングで確保するか両者が話し合うことが重要である。

4　治　療

a．現場での治療(表20)

　前述したように傷病者は相対的低容量性ショックを呈するので、救出活動中は生理食塩液(あるいは1号輸液、カリウムを含まないもの)を1,500 m*l*/時で輸液する。十分な輸液も行わず傷病者を引っぱり出すと、高度脱水、高カリウム血症により心停止に至ることも稀でない。循環血液量減少と酸性尿が急性腎不全の増悪因子であるので、利尿を得ること、および尿をアルカリ性(尿pH＞6.5)にすることが急性腎不全への進展を防ぐといわれている。生理食塩液1,000 m*l*ごとに炭酸水素ナトリウム(メイロン® 20 m*l*)とマンニトール® 10 gを足したもの"Crush Injury

表20■圧挫症候群の治療

1. 低容量の補正と腎保護
    1) 大量輸液（生理食塩液）
       尿量 200〜300 m*l*/時を維持するように 1〜1.5 *l*/時（10〜15 m*l*/kg/時）の輸液を行う。時に 12 *l*/日程度の大量輸液になり得る
    2) 炭酸水素ナトリウム（メイロン®）による尿のアルカリ化（尿 pH6.5 以上を目安に）
    3) 輸液にもかかわらず上記尿量が維持できない場合、マンニトール®を点滴に加える（但し尿量 20 m*l*/時以下の場合は禁忌）1 *l* の輸液ごとに 1〜2 g/kg/日（5 g/時）を加える（20%マンニトール® 50 m*l*＝10 g 相当）
2. 高カリウム血症に対する治療
    1) 炭酸水素ナトリウム（メイロン®）
    2) グルコン酸カルシウム製剤（カルチコール®）
    3) ポリスチレンスルホン酸ナトリウム（ケイキサレート®）もしくはポリスチレンスルホン酸カルシウム（カリメート®）の注腸または経口投与（30〜60 g）
    4) GI療法：5 g のブドウ糖に 1 単位のインスリンの輸液を点滴静注する（例；10%ブドウ糖 500 m*l*＋レギュラーインスリン 10 単位）※血糖が測定できる環境下で実施する
3. 血液透析の適応も考慮

(文献3)による)

Cocktail"を使用する場合もある。救出中、救出後の輸液は、急性腎不全の合併率を減少させる。再灌流障害を防ぐためのターニケットや駆血帯などの使用に関しては、議論のあるところである。完全阻血にすることで、壊死の危険が高まるという報告もある一方、最近では推奨する報告も多い。行うとすれば、搬送中も高度医療が実施できる場合に、救出直前にターニケットを使用する。現場での四肢切断（後述参照）に関しては、圧挫症候群の予防のための現場切断の適応はない。切断しなければ救出が不可能な場合、もしくは容態や二次災害の切迫から切断以外に救命不可能な場合が唯一の適応である。

b．救出後の治療

尿量が得られていれば細胞外液を使用する。尿量 300 m*l*/時以上を目安に細胞外液を 500〜1,000 m*l*/時輸液する。血圧が低い場合は、ボーラスで投与する。尿量を維持する目的でマンニトール®を投与する場合もある。高カリウム血症が疑われる場合には、炭酸水素ナトリウム、グルコン酸カルシウム、ケイキサレート®などの対処を行う。心室細動を呈した場合には、除細動が必要となる。救出直前から救出直後の時期が一番状態が不安定となるので、心停止も含めたあらゆることに対応する準備が必要である。

c．病院での治療

圧挫症候群は集中治療が必要となる可能性が高い。阪神・淡路大震災では372例の圧挫症候群を吉岡らが報告しているが[4]、集中治療を要した症例が70.4%であり、外因(12.8%)、疾病(9.5%)に比べ比率が高かった。また、圧挫症候群では40%の症例に透析療法が必要という報告があり、renal disaster といわれる所以である。人工呼吸、透析、感染対策、DIC治療が必要となる場合が多く、被災地外へ搬送して高度な医療を提供する必要がある。阪神・淡路大震災の372例においても、被災地外の医療施設へ後方搬送された症例の方が予後がよかった（後方搬送死亡率8.0% vs 被災地内病院死亡率18.4%）。その意味で広域災害の場合は、圧挫症候群は全例広域医療搬送の適応となる。コンパートメント症候群に対する減張切開の適応に関しては、議論のある部分である。

減張切開することにより大量の体液漏出、止血困難な出血、感染のリスクを増大させる。阪神・淡路大震災の圧挫症候群372症例の経験でも、減張切開を施行した群の方が予後が悪かったと報告されている。また、爆傷による多数の症例経験のあるイスラエル学派も減張切開には否定的である。少なくともコンパートメント症候群となり、時間が経過したものに関しては適応がないと考えてよい。しかし、目の前で組織圧が灌流圧を超えた新鮮症例には適応を考慮してもよい。

5 広域医療搬送

圧挫症候群は、広域災害においては広域航空搬送の適応である。現在、首都直下、東海地震、東南海・南海地震に対しては、内閣府の広域医療搬送計画がある。東海地震においては、24時間以内で600例の搬送が必要であると算定されているが、そのうちの半数が圧挫症候群の症例と予想されている。圧挫症候群は、高度な集中治療を要することから被災地外へ搬送することが基本となるので、全例において広域医療搬送の適応となる。しかしながら、その緊急度は輸液負荷に対する反応で、緊急度A（8時間以内搬送）と緊急度B（24時間以内搬送）に分類している（**図42**）。

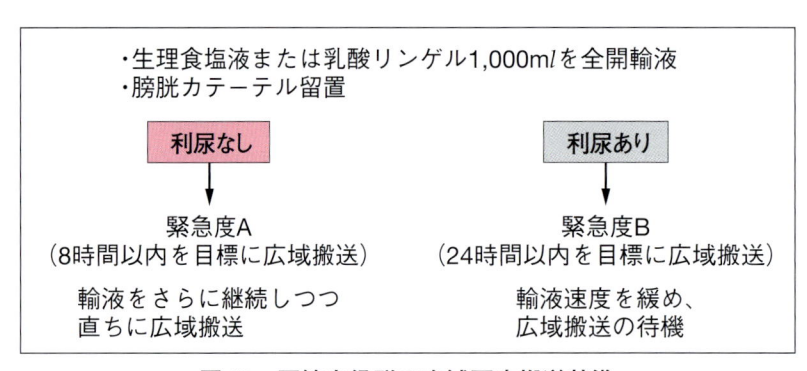

図42 ■ 圧挫症候群の広域医療搬送基準

6 まとめ

阪神・淡路大震災において圧挫症候群を認識できなかったケースがあったという反省に基づき、その後の災害医療研修などでは、圧挫症候群の教育に力を入れてきた。2005年の福知山線脱線事故では、3名の傷病者が挟まれ救出をするのに長時間を要したが、救出中から見事な消防と医療（CSM）の連携が展開され、2名の方が命を取りとめている。また、東日本大震災においては広域医療搬送が19例行われたが、そのうち4例は圧挫症候群であった。このように圧挫症候群の早期診断・早期治療は確実に浸透してきていると思われる。

3 現場四肢切断

現場における四肢切断（On site Amputation）は、医学的側面だけではなく、社会的、宗教的、そして倫理的側面も含んでいる非常に複雑な問題であり、救出救助・医療チームにとってもその適応に関しては頭を悩ませるところである。よって、現場切断というのは、あくまでも最後の手段で

あり、できる限り避けるべきものであると認識しておいた方がよい。

1 切断の決断

　現場四肢切断の最も重要なことの1つは、実行するかしないかの意思決定の過程である。切断の判断は、医学的判断にとどまらず、倫理的、道徳的、文化的、宗教的など、さまざまな問題が絡んでくる。この問題は、被災地において外国の医療チームが切断を行う場合は、さらに複雑なものとなる。

　国際的にはさまざまな四肢温存のスコアリング基準があるが、これらは病院に収容されてから、初療室、手術室などで使用されるものであり、建築物倒壊現場で救出救助・医療チームが四肢を温存するか否かを決定するためにはほとんど役立たない。それ故、現場切断というのは、最後の手段（表21）と考えるべきである。その意味で、救出救助・医療チームは、事前に切断に関する意思決定の方法を決めておくべきである。理想的にはガイドラインを共有しておくことが望ましい。意思決定する際には、メンバーとして医療チーム責任者、救出救助チーム管理者、現地対策本部の担当官はもとより、可能ならば患者、家族をも含むべきである。しかしながら、実際にはこれらの人が全員集まるのは不可能である。このような状況では、少なくとも他の医療チーム（他の救出救助・医療チームでもよい）のメンバーの意見も聞くことが重要である。切断に際して、考慮すべき点を表22に示す。

表21 ■ 現場切断が最後の手段としてなり得る状況
a．患者の生命が危機に瀕しており、迅速な救出が必要である
b．危険が迫っており患者の生命を脅かしている、あるいは救出救助・医療チームの生命を脅かす危険が間近に迫っている。
c．あらゆる専門的かつ総合的判断を行っても、患者を救出するためには、切断が唯一の現実的な手段である場合

表22 ■ 切断に際し考慮すべきこと
a．切断を実施するにあたって、信頼に値する医療チームであること
b．切断、切断後の治療が行える医療資機材と医薬品
c．切断した後の継続治療が行える受け入れ病院の確保

2 まとめ

　本邦では真の意味での現場四肢切断が行われた事例はない。しかし、四川大地震（中国2008年）においては、中学生が本人の同意のもとに両下肢の切断を受けている。また、クライストチャーチ地震（ニュージーランド2011年）においては、19歳の日本人男性が下腿切断を受けており、将来起こるであろう首都直下地震のようなタイプの地震を考えると、多数の挟まれ事例が発生し、現場切断を考慮しなければならないケースも発生すると考えられる。消防と医療の両者で、平時に十分にその適応、手順などについて話し合っておく必要がある。

（小井土雄一）

■ **参考文献**

1) Perlman SE, Friedman S, Galea S, et al：Short-term and medium-term health effects of 9/11. Lancet 378：925-934, 2011.
2) 平成15年度厚生労働科学研究「新たな救急医療施設のあり方と病院前救護体制の評価に関する研究」（主任研究者：小濱啓次）分担研究「災害時における広域緊急医療のあり方に関する研究」（分担研究者：大友康裕）報告書．2003．3．
3) 日本集団災害医学会DMATテキスト編集委員会（編）：［増補版］DMAT標準テキスト．日本集団災害医学会（監），pp251-253，へるす出版，東京，2012．
4) 吉岡敏治，田中裕，松岡哲也，ほか（編著）：集団災害医療マニュアル．へるす出版，東京，2000．

和文索引

あ
圧挫症候群…53,75,78
圧迫止血…53
安全確保…4,10,18
安定化治療…47

い
いざききかんり…11
遺体安置所…27
一次トリアージ…7,24,30,42
一時救出場所…23
一覧表…60

お
応援要請…12,62

か
瓦礫の下の医療…73
開放性気胸…51
外傷初期診療ガイドライン…48
活動性外出血…51

き
気胸
　　――，開放性…51
　　――，緊張性…51,52
危険区域…4
気道確保…50
気道評価…50
救急指揮者…18,27
救急車・搬送車両の運用…27
救急ステーション方式…65
救急対応…1
救急統括者…26
胸腔穿刺…52
局地災害…1
緊急消防援助隊…63
緊急治療群…7
緊張性気胸…51,52

く
クラッシュ症候群…53,75,78

け
軽症者…26
頸椎カラー固定…54
頸椎損傷…54
警戒区域…4,20
警防本部…15,16
　　――広報担当…16
　　――資機材担当…16
　　――通信担当…16
　　――病院担当…16
激甚災害…68
現場…4
　　――からの救出救助…19
　　――四肢切断…82
　　――処置/治療…50
　　――治療…47
　　――の安全…10
現場救護所…24
　　――内における救急（医療）処置体制の確立…19
現場指揮本部…17
　　――長…17

こ
呼吸の評価…51
個人防護具…4,20,74
広域医療搬送…81
広域災害…68
骨盤固定具…52
骨盤骨折…52
根本治療…47

さ
災害
　　――の宣言…2
　　――発生時への適応基準…15
　　――モードへの切り替え…9
　　――，局地…1
　　――，激甚…68
　　――，広域…68
　　――，地域…1,68
災害対応…2
　　――切り替え基準…16

し
シーツラッピング…52
四肢大量外出血…53
指揮宣言…17
指揮命令/連絡調整…2,10,18
指揮命令系統…17
指令センター…15
自分…4
　　――の安全…10
出場計画…17
循環の評価…51
集中搬送…59
小児のトリアージ…36
消防活動区域・危険区域…20
消防組織法…62
消防相互応援…16
　　――協定…27
傷病者…4,5
　　――集積場所…7,23
　　――の安全…10
　　――の動線の確立…21
　　――の人数および状態の把握…19
情報管理…60
情報収集…11,18
情報伝達…5,11
人員配置…19

す
スイッチを入れる…9

せ
先着隊…9
　　――の活動…13

そ
副木固定…54

た
ターニケット…53,81
ターポリン担架…55
ダイヤモンドの5分…9
多数傷病者事故…1
大量血胸…51
体温維持…53
第一印象…50
脱水…75
担架隊…22

ち
地域災害…1,68
中枢神経異常の評価…53

て
低体温…74

と
トラッキング…37
トリアージ…6,30
　　――黒…35
　　――チーム…37
　　――ポスト…24
　　――，一次…7,24,30,42
　　――，小児の…36
　　――，二次…7,30,43
　　――，搬送…58
トリアージ区分…30,37
　　――の軽症化…39,40
　　――の重症化…39,40
トリアージタグ…23,33
　　――の記載…37
　　――の訂正・追記…38
ドクターカー…62,65
ドクターカーの体制…65
　　――（救急ステーション方式）…65
　　――（ピックアップ方式）…65
　　――（病院救急車方式）…65
　　――（ラピッドレスポンスカー方式）…65
ドクターヘリ…62,66
ドレナージ…52

都市捜索救助活動…73

に
二次トリアージ…7,30,43

は
バディーシステム…37
パッケージング…54
把握すべき医療情報…26
場所とり…13
場所の確保…19
搬送…8
　──先選定…59
　──体制の確立…19
　──トリアージ…58
　──，分散…59
搬入エリア…24

ひ
ピックアップ方式…65
必要な緊急機関の要請…18
評価…6,11
病院救急車方式…65

ふ
フレイルチェスト…51
ブラウズローテープ…36
部隊運用…17
防ぎ得た災害死…8,78
粉塵障害…75

ほ
分散搬送…59
報告…18

む
無傷被災者…28

ら
ラピッドレスポンスカー方式…65

ろ
露出…53

欧文索引

A
ABCDECr アプローチ…48
airway…50
assessment…6,11

B
breathing…51
buddy system…37

C
circulation…51
command & Control…2,10
communication…5,11
crush syndrome…53,75,78
CSCA…18
CSM(Confined Space Medicine)…73

D
DMAT(Disaster Medical Assistance Team)…62,68
dysfunction of central nervous system…53

E
exposure and environmental control…53

F
FAST…52

J
JATEC(Japan Advanced Trauma Evaluation and Care)™…48
JPTEC(Japan Prehospital Trauma Evaluation and Care)™…47
Jump START 法…36

M
MCI(Mass-Casualty Incident)…1

O
on site amputation…82

P
PAT(Physiological and Anatomical Triage)法…24,31,32,33
PDD(Preventable Disaster Death)…8,78
PPE(Personal Protective Equipment)…4,20,74

S
safety…4,10
SALT…36
scene…4,10
self…4,10
START(Simple Triage and Rapid Treatment)法…31
　──，Jump…36
survivor…4,10

T
transport…8
triage…6
TTT…18,19

U
US & R(Urban Search and Rescue)…73

標準 多数傷病者対応 MCLS テキスト

ISBN978-4-907095-12-3 C3047

平成 26 年 5 月 1 日	第 1 版発　行
令和 2 年 1 月 10 日	第 1 版第 15 刷(増補)
令和 3 年 1 月 10 日	第 1 版第 16 刷(増補)
令和 4 年 9 月 10 日	第 1 版第 18 刷(増補)
令和 7 年 2 月 10 日	第 1 版第 19 刷(増補)

監　修	一般社団法人 日本災害医学会
編　集	大　友　康　裕
発行者	山　本　美　惠　子
印刷所	三　報　社　印　刷 株式会社
発行所	株式会社 ぱーそん書房

〒101-0062 東京都千代田区神田駿河台 2-4-4(5 F)
電話(03) 5283-7009 (代表)/Fax (03) 5283-7010

Printed in Japan　　　　　　　　　　　　　　Ⓒ OTOMO Yasuhiro, 2014

- 本書の複製権・翻訳権・上映権・譲渡権・公衆送信権(送信可能化権を含む)は株式会社ぱーそん書房が保有します．
- JCOPY ＜出版者著作権管理機構　委託出版物＞
本書の無断複製は著作権法上での例外を除き禁じられています．複製される場合には，その都度事前に出版者著作権管理機構(電話 03-5244-5088, FAX 03-5244-5089, e-mail : info@jcopy.or.jp)の許諾を得て下さい．

ぱーそん書房 好評書のご案内

改訂第2版
MCLS-CBRNEテキスト
―CBRNE現場初期対応の考え方―

[監　修] 一般社団法人
　　　　 日本災害医学会
[編　集] 大友康裕
[発行年] 2020年1月10日
[分　類] 救急医学
[仕　様] A4判　本文103頁
[定　価] 本体2,200円(税込)
[ISBN] 978-4-907095-56-7
[主な内容]
● MCLS-CBRNEテキストの改訂第2版。
● CBRNE災害での現場活動の要点をわかりやすく解説。
● 災害現場で活動する消防、警察職員必携の書。

[目　次]
1　MCLS-CBRNEの基本的コンセプト　1．わが国のCBRNE対応体制の課題　2．MCLS-CBRNEの基本的コンセプト　3．MCLS-CBRNE現場対応の全体的な流れ
2　MCLSコースの復習　1．MCLSコースのコンセプト　2．コース教授内容
3　CBRNE災害共通の対応(All hazard対応)　1．特徴　2．出動要請のいろいろ　3．どのようにしてCBRNE災害だと気づくか　4．指揮命令系統の確立　5．安全の確保　6．現場活動のための資機材　7．初期時の活動指針
4　CBRNE災害現場活動　●1・避難・救助　1．避難誘導、救助　●2・防護　1．防護の原則　2．防護に必要な知識　3．防護具のレベル　4．ゾーニングと防護服　●3・検知・ゾーニング　1．検知　2．ゾーニング　●4・除染　1．多数傷病者に対する除染　2．より現実性を追求した除染方法の導入　3．その他の除染法　4．長時間の除染中に必要とされる医療行為　5．放射線が検知された際の除染　6．体内除染(放射性物質の場合)　●5・(除染後)トリアージ　1．CBRNE災害におけるトリアージ(除染後)　2．除染後(トリアージエリア・現地救護所)の資機材・人員配置
5　CBRNE災害種別特性　●1・C(化学剤)：chemical agents)　1．化学剤の特性　2．曝露された化学剤の特定方法　3．傷病者に対する治療　4．各論　5．重要事項　●2・B(生物剤：biological agents)　1．生物剤の特性　2．B災害・テロの特徴　3．生物剤の侵入経路および防護・予防方法　4．生物剤の除染　5．生物剤曝露患者の医療　6．生物剤各論　●3・R(放射性物質：radiological)/N(核物質：nuclear)　1．R/Nの特性(核・放射線災害はどこでも起こりうる)　2．放射線基礎知識　3．放射線災害への対応　4．まとめ　●4・E(爆発物：explosive)　1．爆発の特性　2．爆発のメカニズム　3．爆発により生じる損傷　4．爆傷対応の留意点
View point Advanced　クライムシーンでの活動

標準 多数傷病者対応MCLSテキスト補完版
大量殺傷型テロ対応編

[監　修] 一般社団法人
　　　　 日本災害医学会
[編　集] 大友康裕　本間正人
[発行年] 2020年3月1日
[分　類] 救急医学
[仕　様] A5判　本文86頁
[定　価] 本体1,650円(税込)
[ISBN] 978-4-907095-60-4
[主な内容]
● MCLS大量殺傷型テロ病院対応コースのテキスト刊行。
● MCLSテキストの補完版。
● 標準コース、CBRNEコースに加え本書を学ぶことで多数傷病者対応の標準化が図れる。

[目　次]
1．大量殺傷型テロ対応の重要概念
2．大量殺傷型テロの基礎知識　1　爆傷(Ⅰ　爆傷と損傷機序　Ⅱ　爆発の特徴　Ⅲ　爆発物　Ⅳ　受傷部位による損傷形態)/2　刺創・銃創(Ⅰ　鋭的損傷：エネルギーによる分類　Ⅱ　銃弾のエネルギーと組織への損傷　Ⅲ　Cavitation(空洞化)について　Ⅳ　診療手順　Ⅴ　損傷の評価　Ⅵ　銃創に対する保存的治療　Ⅶ　銃弾の扱い　Ⅷ　抗生剤投与)/3　海外での取り組み(Hartford Consensusを含む)/Ⅰ　米国における事態対処医療の歴史的経過　Ⅱ　事態対処医療TEMSと戦術的戦傷救護TCCC　Ⅲ　ハートフォードコンセンサスとは　Ⅳ　銃乱射・大量殺傷型事件で身を守るべき行動
3．大量殺傷型テロに対する手技　1　ターニケットの使い方・外し方(Ⅰ　ターニケット使用の意義　Ⅱ　ターニケットの種類　Ⅲ　ターニケットの使い方　Ⅳ　ターニケットの外し方　Ⅴ　ターニケットの合併症　Ⅵ　ターニケットのエビデンスレベル　Ⅶ　ターニケット使用の法的根拠)/2　SALT(トリアージ)(Ⅰ　SALTトリアージとは　Ⅱ　ステップ1　Global Sorting(集団分類)　Ⅲ　ステップ2　Individual Assessment(個別評価))
4．爆傷外傷各論(Ⅰ　爆傷肺(Blast lung injury)　Ⅱ　腹部外傷　Ⅲ　聴覚器障害　Ⅳ　四肢外傷　Ⅴ　眼外傷　Ⅵ　脳損傷　Ⅶ　空気塞栓)
5．病院での対応のポイント(Ⅰ　準備　Ⅱ　初期対応　Ⅲ　その他の対応　Ⅳ　地域の防災・搬送計画　Ⅴ　化学テロへの対応)
6．事例紹介(Ⅰ　過去の爆発物テロ事例の実際と教訓)

災害薬事標準テキスト

災害時における薬剤師の役割と必要性を学ぶためのPhDLSテキスト。

[監　修] 一般社団法人日本災害医学会
[編　集] 大友康裕
[発行年] 2017年8月1日
[分　類] 救命・救急医学
[仕　様] A4判　本文76頁
[定　価] 本体1,980円(税込)
[ISBN] 978-4-907095-39-0
[主な内容]
● 災害薬事トリアージやフィジカルアセスメント、医薬品供給等についてわかりやすく解説。
● 薬剤師はもとより、医療スタッフや行政職員等にも役立つ実践書。

[目　次]
1　災害時における薬剤師の必要性と役割　1．東日本大震災で得た新たな教訓　2．大災害時における薬剤師の必要性　3．PhDLSコースでの獲得目標と日本集団災害医学会災害医療認定運営
2　災害医療の原則　1．救急医療と災害医療の違い　2．災害医療の原則　3．メディカル・マネジメント(医療管理)　4．メディカル・サポート(医療支援)
3　災害事支援の原則
4　災害薬事トリアージとフィジカルアセスメント　1．災害薬事トリアージの概要　2．災害薬事トリアージの1つとしての問診　3．フィジカルアセスメント　4．災害薬事トリアージ
5　災害における医薬品供給　1．災害時の医薬品供給　2．災害時の集積所の役割(保管と仕分け)　3．災害時のロジスティックで考える医薬品供給　4．情報断絶のときの「プッシュ型供給」
6　災害時、薬事関連通知(規制緩和)　1．大規模災害時の処方箋および調剤について　2．調剤を行う場所について　3．医薬品医療機器の融通について　4．診療報酬の取り扱いについて　5．被災地での医療費患者負担について　6．医療用麻薬の取り扱いに関する東日本大震災の際の特例について
7　避難所の情報収集と医療救護班との連携　1．避難所での情報収集(アセスメント)　2．避難所での薬剤師の役割　3．避難所における医療救護班との連携　4．避難所における多数の支援団体との連携
8　わが国の災害医療体制　1．わが国の災害対策関連法体系　2．阪神・淡路大震災以降の災害医療に関する国の取り組み　3．厚生労働省局長通知　4．厚生労働省防災業務計画　5．地域公共団体の取り組み
附録　薬事関連における災害対応通知一覧

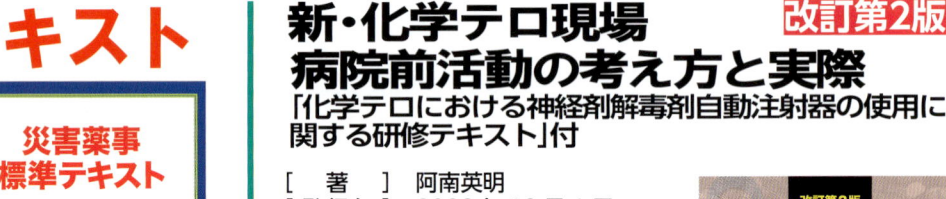

新・化学テロ現場
病院前活動の考え方と実際
改訂第2版

「化学テロにおける神経剤解毒剤自動注射器の使用に関する研修テキスト」付

[著] 阿南英明
[発行年] 2022年10月1日
[分　類] 救命・救急医学
[仕　様] A4判　本文73頁
[定　価] 本体2,200円(税込)
[ISBN] 978-4-907095-76-5
[主な内容]
● 厚生労働行政推進調査事業研究成果「化学テロ等発生時の多数傷病者対応(病院前)活動に関する提言～被害者の救命率の向上と対応者の安全確保の両立を目指して～」と「化学テロにおける神経剤解毒剤自動注射器の使用に関する研修テキスト」を1冊に集約。
● 「多数の救命」の観点から、効率的で現実的な救護・医療活動の在り方を具体的に示している。
● 新たな化学テロの現場対応に関する検討に最適。
● 「健康危機管理」に携わる人材育成のサブテキストに！

[目　次]
第1部　新・化学テロ現場　病院前活動の考え方と実際
● 化学テロ現場において期待される現場活動の流れ
● 化学テロ等発生時の多数傷病者対応(病院前)活動に関する提言の目的
Ⅰ．テロに使用される化学剤の特性／Ⅱ．事案の想起／Ⅲ．避難・救助／Ⅳ．多様な要救助者対応／Ⅴ．コミュニケーション(被災者への情報提供・除染方法の伝達・行動誘導)／Ⅵ．除染〈各論〉1．脱衣／2．即時除染／3．放水除染／4．専門除染／Ⅶ．防護と検知／Ⅷ．ゾーニング／Ⅸ．現場医療／Ⅹ．警察捜査との連携の重要性
第2部　化学テロにおける神経剤解毒剤自動注射器の使用に関する研修テキスト
Ⅰ．講義編
1．化学災害・テロ総論／2．神経剤等の化学物質について／3．神経剤等の化学物質への曝露に対する医療／4．自動注射器の使用判断モデル
Ⅱ．実習編
1．神経剤解毒剤自動注射器の使用判断実習／2．自動注射器使用実習

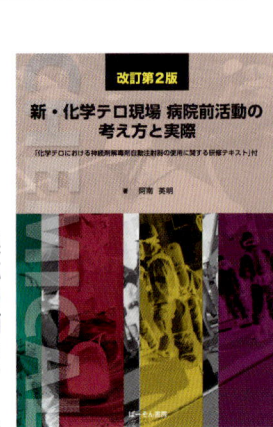

必携 救急観察処置スキルマニュアル

救急教育課程で学ぶ手技習得のための必携テキスト

- 若手隊員の指導に最適。
- 手技確認のためのチェックシートで再確認!!

[著] 安田康晴
[発行年] 2017年2月1日
[分類] 救命・救急医学
[仕様] A4判 本文191頁
[定価] 本体3,850円(税込)
[ISBN] 978-4-907095-35-2
[目次]
1．感染防止／2．観察1／3．観察2／4．処置／【1】気道管理／【2】酸素投与／【3】人工呼吸・補助換気／【4】循環管理／【5】外傷／【6】分娩介助／5．特定行為／6．体位管理・搬送

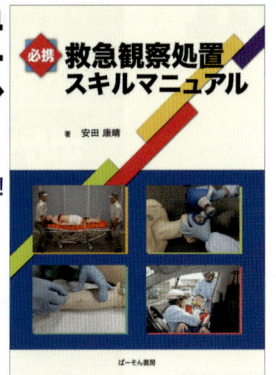

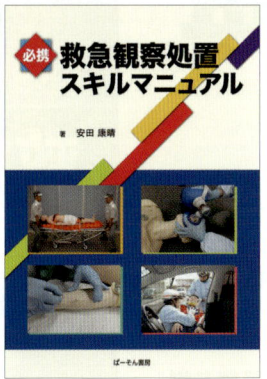

ぬりえで学ぶヒトのからだ

オンライン授業のワークブックとしても最適!!

[監修] 佐藤達夫
[編著] 安田康晴
[発行年] 2014年4月5日
[分類] 解剖学 医学一般
[仕様] A4判 本文126頁
[定価] 本体2,200円(税込)
[ISBN] 978-4-907095-02-4
[主な内容]
- 医療人として必要不可欠な人体の構造を楽しみながら学ぶ本。
- 医療に携わる人が最初に学ばなければならない解剖学を、ぬりえという作業を通して複雑な人体の地理を一つひとつ理解しながら学ぶ。

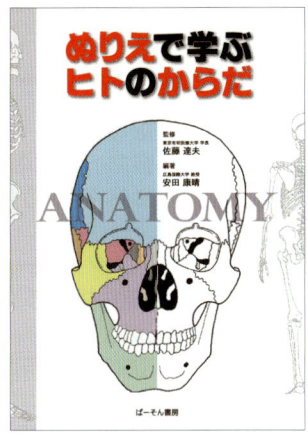

必携 救急資器材マニュアル 改訂第2版

救急資器材について最低限知っておくべき内容をわかりやすくまとめたマニュアル本 改訂第2版

[編集] 安田康晴
[発行年] 2022年4月1日
[分類] 救命・救急医学
[仕様] A5判 本文137頁
[定価] 本体2,200円(税込)
[ISBN] 978-4-907095-71-0
[目次]
Ⅰ．観察資器材
Ⅱ．処置資器材
【1】気道管理資器材／【2】呼吸管理資器材／【3】循環管理資器材／【4】外傷処置資器材／【5】感染防護具／【6】輸液・静脈路確保
Ⅲ．搬送資器材

必携 在宅療養傷病者救急対応マニュアル

[監修] 加藤節司
[編著] 安田康晴
[発行年] 2020年10月15日
[分類] 救命・救急医学
[仕様] A4判 本文48頁
[定価] 本体1,980円(税込)
[ISBN] 978-4-907095-61-1
[主な内容]
- 在宅療養傷病者対応実践マニュアル。
- 救急養成が多い症候やトラブル対応をわかりやすく解説。

[目次]
A 呼吸補助療法 Ⅰ 在宅酸素療法(HOT)／Ⅱ 在宅人工呼吸療法(在宅持続陽圧呼吸法)／B 栄養療法 Ⅰ 在宅中心静脈栄養法(在宅中心静脈栄養療法)／Ⅱ 在宅経腸栄養法(在宅成分栄養経管栄養療法)／C 排泄管理 Ⅰ 在宅自己導尿法・尿道留置カテーテル法・恥骨上カテーテル法／Ⅱ 人工肛門／D 在宅注射療法 E 腎代替療法 Ⅰ 在宅血液透析(HHD)／Ⅱ 腹膜透析(PD)

病院前 周産期救急 実践テキスト

母体搬送に必要なエキスが満載!!
母体急変対応の基礎が学べる必携書!!

[著] 高橋文成
[発行年] 2015年12月1日
[分類] 救命・救急医学 産婦人科
[仕様] A4判 本文81頁
[定価] 本体2,200円(税込)
[ISBN] 978-4-907095-29-1

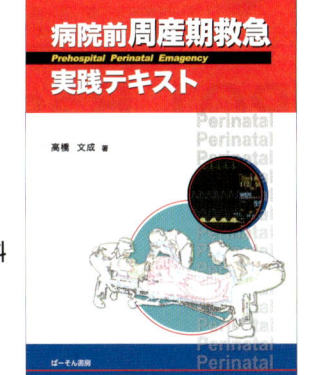

周産期救急は病院前救急での対応がわかりづらい領域かと思います。何よりも母体と新生児(胎児)2人の傷病者の対応を1回の活動で行わなければならないということが特殊だと思います。
基本的に理解しておいてもらいたい疾患(病態)をケーススタディとして10ケース挙げています。周産期救急救命の総論や各ケーススタディをしっかりと読んで頂ければ、妊産婦の傷病者搬送にあたっても、少しはドキドキを緩和できると信じています。
－序文より抜粋－

病院前 精神科救急 55事例から学ぶ対応テキスト

[著] 市村篤
[発行年] 2015年12月1日
[分類] 救命・救急医学 精神科
[仕様] A4判 本文134頁
[定価] 本体2,750円(税込)
[ISBN] 978-4-907095-30-7

精神症状を訴える傷病者への対応を、55の豊富な事例で提示。

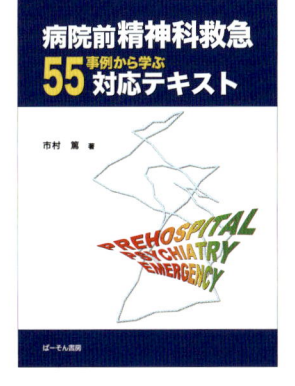

[目次]
■第Ⅰ章 総論
■第Ⅱ章 各論
1．気分障害(双極性障害、単極性障害) 2．中毒性精神病 3．統合失調症 4．認知症 5．身体表現性障害 6．解離(転換性)障害 7．器質性精神病 8．症状精神病 9．神経症性障害 10．パニック障害 11．急性ストレス障害 12．心的外傷後ストレス障害 13．適応障害 14．精神遅滞 15．発達障害(自閉症スペクトラム障害) 16．ADHD(注意欠如・多動性障害) 17．パーソナリティ障害 18．てんかん性精神病 19．自殺企図 20．リストカット 21．せん妄状態 22．興奮状態 23．昏迷状態 24．不眠 25．不安 26．パニック発作 27．過換気発作 28．解離(転換)症状 29．酩酊状態 30．幻覚・妄想状態 31．うつ状態 32．躁状態 33．診療拒否 34．不搬送事例

救急用語事典 改訂第2版 増補

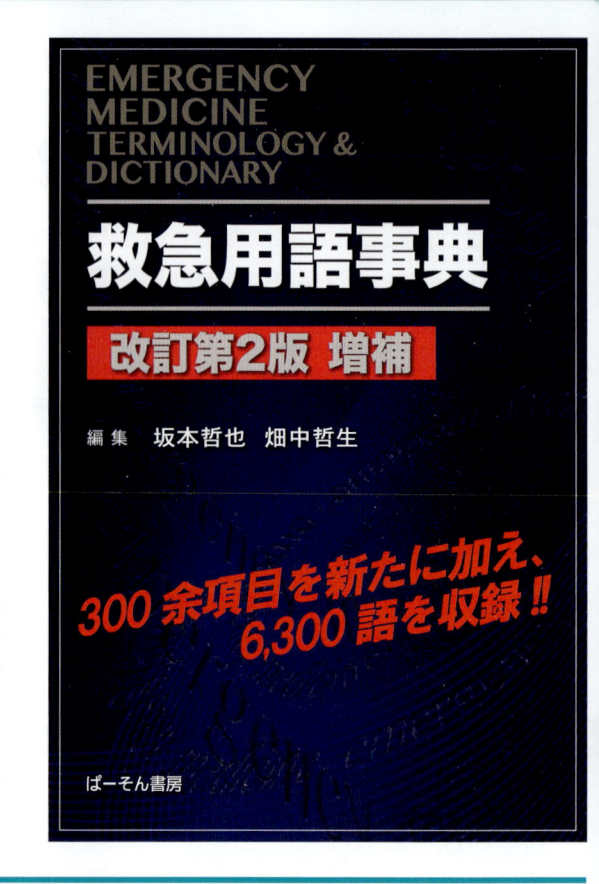

[編　集]	坂本哲也　畑中哲生	[発行年]	2020年10月1日	
[分　類]	救命・救急医学 事典	[仕　様]	A5判　本文1,444頁	
[定　価]	本体 9,720円（税込）	[ISBN]	978-4-907095-64-2	

[主な内容]
- 唯一無二の"スタンダード救急事典"、充実した内容で改訂版増補。
- 救急医療現場に携わる医師、看護師、消防職員はもとより、救急医療を学ぶ学生諸氏にとっての、机上の1冊、必携書!!
- 電子版は2021年春予定。

[序　文]
　2013年に本書の初版を刊行し、2017年に改訂第2版を上梓してはや3年余が経過した。この度の増補版では、救急医療を取り巻くこうした時代の変遷に対応した用語も含め、300余語を追加した。救急医療に携わる医療従事者をはじめ、これから活躍するであろう学生諸氏にとって本書が微力ながらも実務と勉学の一助になればと願っている。
　この度の刊行にあたり、新規項目の執筆に新たに加わって頂いた先生方には、御多忙の中、御自身の経験や知識に基づきながら助言・執筆頂いたことに深く感謝申し上げる。救急医療を究めていく読者の机上の書として、今後とも広く愛読されることを願っている。
（序文より一部抜粋）

300余項目を新たに加え、6,300語を収録!!

ぱーそん書房

やさしく学ぶ応急手当 止血の方法

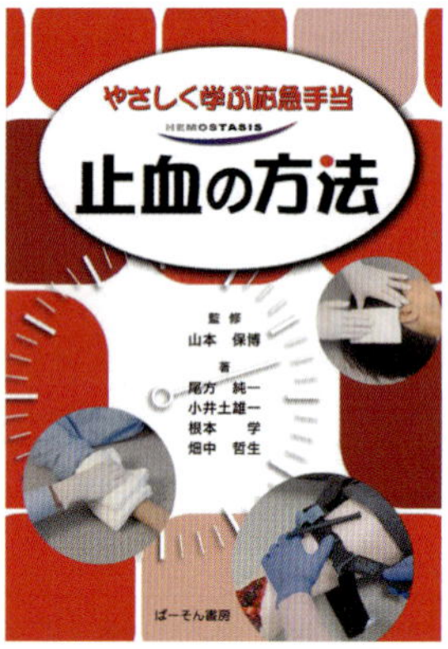

[監　修]	山本保博		
[著]	尾方純一　小井土雄一		
	根本　学　畑中哲生		
[発行年]	2019年2月1日		
[分　類]	救命・救急医学		
[仕　様]	A5判　本文103頁		
[定　価]	本体 1,320円（税込）		
[ISBN]	978-4-907095-49-9		

[主な内容]
- 消防団員のための、止血のマニュアル本がここに！
- 簡潔な文章で、図や写真を多数掲載。
- いざというときに惑わないための、現場で役立つ必携書！

[目　次]
Ⅰ　なぜ、止血の方法を学ばなければならないか ／ Ⅱ　ケガの種類 ／ Ⅲ　からだの中を流れる血管の種類と出血の分類 ／ Ⅳ　止血の流れ ／ Ⅴ　部位別止血法 ／ Ⅵ　特殊な止血法（止血帯止血法）／ Ⅶ　どの段階で119番通報するのか─救急車が到着するまでの流れ─

改訂第2版 病院前血糖測定 PMBG実践テキスト

[編　集]	南　和　小澤直子	
[発行年]	2020年2月1日	
[分　類]	救命・救急医学	
[仕　様]	A4判　本文77頁	
[定　価]	本体 1,980円（税込）	
[ISBN]	978-4-907095-57-4	

[主な内容]
- 糖尿病と血糖測定の実際について、わかりやすく解説した初学者のための実践テキストの改訂第2版。
- 症例も豊富でイラストも楽しい。

[目　次]
1　意識障害 ／ 2　糖尿病総論
3　糖尿病の薬物療法 ／ 4　血糖測定器の原理と血糖測定法

POTシリーズ

[著] 南 浩一郎

- 傷病者観察のトレーニングに最適!!
- 救急振興財団救急救命東京研修所の南先生らが中心となって進めているPOT講義のファシリテーター養成マニュアル。
- 講義の進行役として参加者の意見交換を促し、相互理解が得られるための指南書として、具体的にわかりやすく解説している。

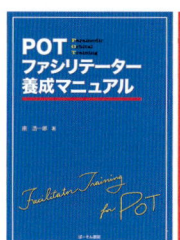

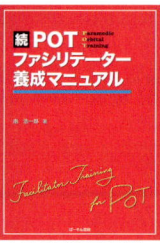

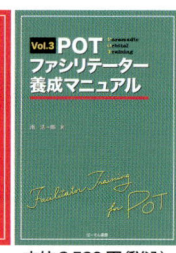

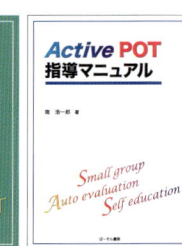

	POTファシリテーター養成マニュアル	続POTファシリテーター養成マニュアル	Vol.3 POTファシリテーター養成マニュアル	Active POT指導マニュアル
[定価]	本体3,850円（税込）	本体3,850円（税込）	本体3,520円（税込）	本体3,520円（税込）
[ISBN]	978-4-907095-28-4	978-4-907095-34-5	978-4-907095-45-1	978-4-907095-52-9

POTシリーズ59項目のデータも販売しております

[データ監修]	南 浩一郎	[形態]	USB（コピー不可）
[定価]	16,500円（税込）		
[送付方法]	送料サービス／代金引換にて送付（手数料350円）		

POT Basic ガイドブック

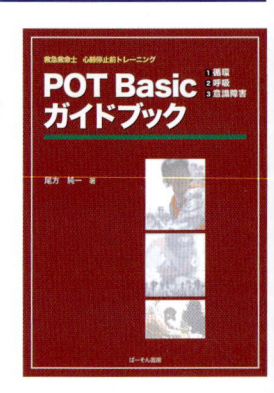

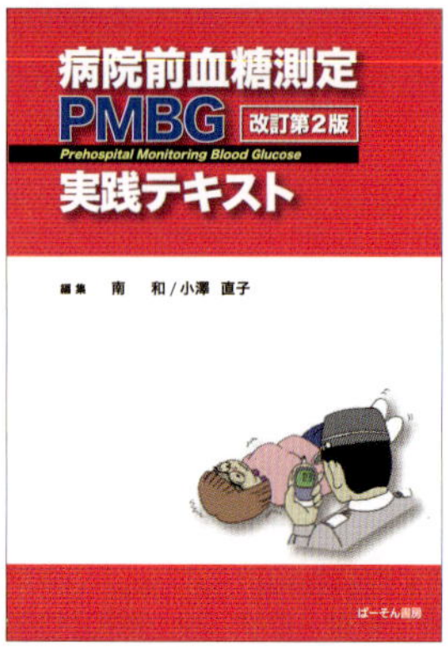

[著]	尾方　純一	
[発行年]	2017年12月1日	
[分　類]	救命・救急医学	
[仕　様]	A4判　本文174頁	
[定　価]	本体 4,400円（税込）	
[ISBN]	978-4-907095-41-3	

- 救急救命士国家資格取得後、5年目までの救急救命士と、主催者（インストラクターまたはプロバイダー）を対象とした生涯学習・再教育プログラム。
- 救急現場で遭遇する（内因性）疾病傷病者の「防ぎ得た死亡と後遺症」を防ぐための評価と判断処置に重点を置いた必携マニュアル。